# L'HIVER A ALGER

AU POINT DE VUE DU TRAITEMENT DES

## MALADIES DE POITRINE

PAR

## Le D<sup>r</sup> J. CARNET

Ancien Interne des Hôpitaux de Paris.

PARIS    |    ALGER

VICTOR MASSON    |    TISSIER. Libraire

place de l'École-de-Médecine.    |    rue Bab-el-Oued.

1863

# L'HIVER A ALGER

ALGER. — IMPRIMERIE BALME ET Cᵉ.

# L'HIVER A ALGER

AU POINT DE VUE DU TRAITEMENT DES

## MALADIES DE POITRINE

PAR

## Le Dr J. CARNET

Ancien Interne des Hôpitaux de Paris.



PARIS

VICTOR MASSON

place de l'École-de-Médecine.

ALGER

TISSIER. Libraire

rue Bab-el-Oued.

1863

A Son Excellence

# Le Maréchal PELISSIER

## Duc de Malakoff.

GOUVERNEUR-GÉNÉRAL DE L'ALGÉRIE.

Hommage respectueux

du Docteur J. CARNET.

# L'HIVER A ALGER

Depuis plusieurs années déjà, un certain nombre de Médecins de la France et de l'Europe envoient des Malades, atteints d'affections chroniques de poitrine, passer l'hiver à Alger. Ce choix est justifié par l'heureuse influence qu'exerce sur ces malades la douceur du climat : en effet, le plus grand nombre y trouve une amélioration très sensible ; plusieurs même, à la suite de quelques hivers, y recouvrent en partie leur santé.

Mais, d'un côté, il serait à désirer que cette valeur thérapeutique du climat d'Alger fût mieux connue, mieux appréciée des Médecins de France et d'Europe ; — d'un autre côté, il importe aux Malades, qui viennent demander au climat de l'Algérie un soulagement à leurs maux, de con-

naître les règles hygiéniques à observer, les précautions à prendre, les prescriptions à suivre et
cela sous peine de perdre tout le fruit de leur
séjour.

C'est pour répondre à ce double but (vulga-
risation dans le monde médical de l'influence thé-
rapeuthique d'une saison d'hiver en Algérie ;
conseils médicaux aux Malades atteints d'affections chroniques de poitrine) que j'ai entrepris ce
travail. Forcé moi-même de quitter Paris pour
venir demander à l'Algérie le bienfait de son climat pour une Personne qui m'est chère, j'ai été
naturellement conduit à étudier cette double question sous toutes ses faces.

Dans le livre actuel, j'étudie le climat d'Alger
et son influence sur l'organisme. — Dans un autre ouvrage, qui paraîtra prochainement et qui
sera le complément de celui-ci, je m'occuperai
du traitement des maladies de poitrine.

# I

## OPINION DES MÉDECINS SUR LE CLIMAT D'ALGER.

Dès les premiers jours de la conquête de l'Algérie, les Médecins militaires attirèrent l'attention du monde médical sur l'heureuse influence du climat d'Alger sur les maladies de l'appareil respiratoire et surtout sur la phthisie. Depuis lors, un grand nombre de Médecins publièrent sur ce sujet de remarquables Mémoires dont je vais exposer les conclusions :

La phthisie est beaucoup moins fréquente en Afrique qu'en France ; la différence est si grande qu'elle ne peut dépendre que du climat ; aucune cause secondaire ne saurait expliquer un semblable effet. (Doct. Broussais.)

La phthisie est extrêmement rare en Algérie ; les Européens en sont rarement affectés ; les progrès de la maladie chez les Européens sont arrêtés en même temps que la cause ; la maladie est loin d'être constamment fatale. (Doct. Moreau.)

Le climat d'Alger est réfractaire à la génération aussi bien qu'à l'évolution du tubercule pulmonaire ; cette production morbide ne s'observe que très rarement dans la population indigène ; les Européens, qui n'apportent pas avec eux le germe de la maladie à Alger, n'y deviennent presque jamais phthisiques ; ceux qui apportent, non seulement une prédisposition, mais même des tubercules crus, en quantité plus ou moins grande, dans les poumons, guérissent fréquemment ; dans les cas plus graves, les progrès sont extrêmement lents ; lorsque les tubercules sont ramollis, le climat cesse d'être favorable. (Doct. O. Drû.)

La phthisie est exceptionnelle chez les Indigènes en Algérie ; chez les Européens, ses progrès sont assez lents pour permettre à la nature d'organiser ses moyens de défense, et par suite de guérison ; de plus, en Algérie, la constitution change et perd sa tendance aux tubercules. (Doct. Martin.)

On ne saurait contester que, parmi les soldats, la phthisie est moins fréquente en Algérie qu'en France. (Doct. Armand).

La rareté des maladies de poitrine à Alger, est

telle qu'il m'y est arrivé bien souvent d'être chargé d'une visite de plusieurs centaines de fiévreux, sans avoir occasion d'appliquer une seule fois l'auscultation ou la percussion des organes respiratoires. (Doct. Boudin.)

Apportée dans le pays, non seulement la phthisie cesse de progresser, mais elle cède la place à une amélioration parfaitement marquée. (Doct. Foley).

Le climat d'Alger, exerce une heureuse influence tant sur le développement que sur la marche des affections pulmonaires. Un séjour de plusieurs années dans les hôpitaux militaires, les villes indigènes et européennes du pays, Alger, Blidah, Constantine, Sétif etc., ont fait naître et ont fortifié chez moi cette conviction : la phthisie est une maladie rare en Algérie ; le climat algérien arrête, ou du moins ralentit manifestement les progrès de la tuberculisation naissante ; les chaleurs hâtent sûrement la marche d'une tuberculisation avancée (Doct. Bertherand).

Ces opinions exprimées par les Médecins nous permettent de conclure que la phthisie est une maladie beaucoup plus rare en Algérie qu'en Europe. D'après les mêmes documents, nous pouvons avec autant de garantie avancer que les autres maladies des organes respiratoires sont moins fréquentes en Algérie. Le nombre et le caractère des témoignages invoqués portent à croire que des recherches nouvelles confirmeront de plus en plus les résultats proclamés. C'est beaucoup, sans doute, que d'avoir déjà établi cette présomption qu'à Alger l'évolution des tubercules s'arrête, jusqu'à un certain point, chez les sujets prédisposés et que, chez ceux où elle existe déjà à un faible degré, les progrès de la maladie sont enrayés, tandis que les symptômes généraux s'amendent assez complètement pour affecter les dehors d'une guérison. Cette conclusion paraîtra sans doute moins justifiée que les précédentes et l'on aura peut-être raison de regarder celles-là comme seules légitimes. Mais, bien qu'elle repose sur une base moins satisfaisante, encore permet-elle aux Malades, qui viennent demander à l'Algérie un soulagement à leurs maux, de croire que ce n'est pas en vain qu'ils auront mis leur espoir dans un changement de climat. Et d'ailleurs, dit sir Thomas Browne, c'est encore un bienfait que de pouvoir transporter son existence là où l'air, la terre et l'eau ne provoquent pas les infirmités de nos

parties les plus faibles, et c'est une chance salutaire aussi que de chercher de bonne heure un
asile dans un pays capable d'amender et parfois
de réprimer ces infirmités. (Mitchell.)

## II

### ÉPOQUES D'ARRIVÉE ET DE DÉPART

Tous les Médecins, dont je viens d'exposer les opinions, sont unanimes pour reconnaître que les grandes chaleurs hâtent la marche d'une tuberculisation avancée et qu'elles exercent une influence fâcheuse sur les premiers symptômes de la maladie.

Le Médecin ne devra donc envoyer ses Malades en Algérie qu'à la mi-Octobre. Jusqu'à cette époque, ainsi que je le dirai plus loin en parlant de la climatologie, règnent ici des chaleurs trop grandes : le vent du Sud, ou siroco, qui y souffle encore assez souvent, déterminerait une aggravation des symptômes et amènerait fréquemment des crachements de sang. D'ailleurs ce n'est qu'à cette époque que la campagne commence à revêtir sa toilette de verdure.

Seulement, comme dans une grande partie de la France et de l'Europe, le froid et les pluies ont déjà commencé avant la mi-Octobre, j'engage vivement les Malades à quitter leur pays dès les premiers froids, à venir dans le midi de la France et à s'y arrêter quelque temps. Ils auront ainsi le double avantage d'échapper aux premières rigueurs de la saison et de ménager ainsi la transition entre le climat du pays qu'ils quittent et celui de l'Algérie. On voit en effet assez souvent les Malades, qui sont venus ici en quelques jours seulement du Nord de la France ou de l'Europe, éprouver des symptômes de congestion du côté des poumons, dès les premiers jours de leur arrivée.

Quant à l'époque du départ, que les Malades ne se hâtent pas trop de retourner dans leur patrie. Il ne faudrait pas cependant qu'ils prolongeassent trop longtemps leur séjour : les chaleurs de l'été d'Afrique leur seraient fatales, ou du moins leur feraient perdre tout le bénéfice de leur saison d'hiver. Mais qu'ils se défient du printemps de leur pays!

Ainsi que le fait judicieusement remarquer M. Guéneau de Mussy, les poëtes modernes ont adopté, pour le printemps de l'Europe septentrionale, les descriptions des Auteurs grecs et romains, et la masse accepte de confiance ce qu'elle apprend dans sa jeunesse sur les douceurs de cette saison ; elle regarde comme une exception à la règle l'expérience qui se renouvelle tous les ans. En Europe, le printemps est la plus mauvaise saison de l'année, la plus féconde en maladies, surtout en affections des organes respiratoires.

Les Malades, qui reviennent avant le commencement de Juin, subissent d'une façon d'autant plus inévitable ces funestes influences qu'ils arrivent d'un climat plus chaud.

Je leur conseille donc de ne quitter Alger que vers les derniers jours de Mai, ou la première huitaine de Juin. Ils feront en outre très bien de faire une nouvelle halte dans le Midi de la France, afin de ménager la transition. D'ailleurs c'est alors la saison d'une médication thermale dans les Pyrénées, médication qui complètera avantageusement les bénéfices qu'ils auront retirés de leur séjour à Alger.

# III

## DESCRIPTION GÉNÉRALE D'ALGER ET DE SES ENVIRONS

La ville d'Alger (*Icosium* des Anciens, Al-Djezaïr des Arabes), est située à 0° 44' 10'' de longitude Ouest du méridien de Paris, ou à 3° 28' de longitude Est du méridien de Greenwich ; à 36° 47' 20'' de latitude Nord. Elle se trouve donc à peu près sous la même latitude que le Midi de l'Espagne, la Sicile, le Midi de la Grèce et l'Asie Mineure.

Lorsque le Voyageur arrive par le paquebot en vue d'Alger, il aperçoit la ville bâtie en amphithéâtre sur les flancs d'un des contreforts du mont Bouzaréah : elle a la forme d'un grand triangle incliné sur une pente exposée aux rayons du soleil levant ; sa base s'appuie sur le bord de la mer ; à l'angle opposé, se dresse la Kasbah, ancienne citadelle mauresque qui domine la cité.

L'ensemble des maisons, blanchies à la chaux, offre une masse blanchâtre d'un aspect tout oriental, et qu'on ne saurait mieux comparer qu'à une carrière à plâtre.

A gauche de la ville, c'est-à-dire vers le Sud, la plage décrit une vaste courbe d'environ 16 kilomètres qui revient à l'Est en face du port se terminer par le cap Matifou. Cette courbe limite la rade, ou le golfe d'Alger, moins célèbre, mais aussi beau que le golfe de Naples. Parallèllement à la courbe du rivage, s'élèvent en pente douce les verdoyants coteaux de Mustapha, couverts d'arbres toujours verts. Entre le rivage et le pied de ces coteaux, le voyageur aperçoit : les faubourgs d'Isly et de Bab-Azoun ; le village de l'Agha ; puis le Champ-de-Manœuvres ; Mustapha-Inférieur ; le Hamma ; le Jardin d'Essai, avec ses allées de bamboux et de palmiers, la plus belle et la plus ombreuse promenade des environs ; enfin, Hussein-Dey. Ces diverses localités sont installées sur le rivage même, sur d'anciens marais que notre armée a su transformer en un sol très sain et très fertile.

En arrière de cette bande de terrain et sur les flancs de cette longue colline parallèle au rivage, s'étagent en amphithéâtre les charmantes villas de Mustapha-Supérieur, perdues en partie au milieu des arbres; sur les hauteurs, se profilent le Fort l'Empereur, El-Biar, la colonne Voirol, le grand Séminaire.

Une seconde chaîne de montagnes forment à une dizaine de lieues en arrière un rideau sombre continu, qui constitue le second plan du tableau; ce sont les monts du Mouzaïa. Entre ces lointaines montagnes et les collines de Mustapha, s'étend l'immense plaine de la Mitidja. Enfin, sur un troisième plan, on peut apercevoir par un beau temps les cimes neigeuses du Jurjura.

A la droite du Voyageur, c'est-à-dire au Nord, le panorama est moins étendu. Aux portes de la ville, se trouvent le long de la mer le Jardin de Marengo, le quartier de Bab-el-Oued avec ses usines, le coquet village de St-Eugène avec ses cottages; enfin, plus loin, la Pointe-Pescade. En arrière s'élèvent, sur un second plan, les délicieux côteaux du Point-du-Jour et du Frais-Vallon; puis les escarpements si pittoresques du mont Bouzaréah et la vallée des Consuls.

Tel est l'ensemble de ce tableau qu'encadrent l'azur d'un beau ciel les flots bleus de la Méditerranée, et qu'inondent des torrents de lumière.

Mais le paquebot entre majestueusement dans le port. De nombreuses barques montées par des Biskris aux costumes bizarres, au langage étrange, transportent les passagers sur le quai.

En face du lieu de débarquement se présente la rue de la Pêcherie, très escarpée, qui conduit notre Malade à la place du Gouvernement, c'est-à-dire au centre de la ville.

Il s'agit alors de trouver une habitation aussi convenable que possible pour sa santé. Eh bien ! je lui conseille de descendre d'abord dans un des bons hôtels de la ville, tels que ceux d'Orient, de la Régence, de l'Europe, de Paris. Une fois là, il pourra chercher à loisir, soit dans la ville, soit à la campagne, une habitation définitive. Mais avant de louer, qu'il cherche bien, qu'il ne se hâte pas trop et qu'il examine les choses à fond.

# IV

## CHOIX D'UNE HABITATION.

Je suis tout d'abord forcé de constater qu'Alger n'est pas encore complètement organisé pour recevoir les Étrangers. Il n'y a pas de comfortable; c'est probablement là une des causes principales qui empêchent cette ville d'attirer et surtout de retenir les malades. La ville neuve, ou française, est de création très récente ; en outre, elle a été bâtie dans des conditions financières telles, que les premiers habitants venus à la suite de la conquête, ont dû avant tout songer au bon marché. C'est ce qui explique en grande partie le peu de comfortable qui règne dans la distribution et l'aménagement de presque toutes les maisons françaises. Les Voyageurs ne devront donc pas s'attendre à trouver ici tout le bien-être qu'ils sont habitués à rencontrer dans les villes d'Eaux de l'Europe.

C'est là d'ailleurs le seul inconvénient que leur offrira le séjour d'Alger.

Mais cet inconvénient ne tardera pas à s'amoindrir de jour en jour ; la population y est des plus intelligentes et elle écoutera les voix de ses intérêts ; elle construira, pour les hôtes qui lui arrivent plus nombreux tous les ans, des demeures commodes et à des prix raisonnables.

On travaille depuis plusieurs années à la construction d'une terrasse immense, formée de deux rangées d'arcades superposées, et qui rappelle par son étendue et sa hardiesse les plus grands travaux de l'antiquité. Cette terrasse, qui longe le port sur une étendue de deux mille mètres, supportera le Boulevart de l'Impératrice. Cette voie magnifique, plantée d'arbres et bordée du côté de la ville par des grandes maisons, aura vue sur le délicieux panorama du golfe d'Alger et des verdoyants coteaux de Mustapha. Ce sera certainement le plus beau boulevart du monde.

Nul doute qu'alors les natures délicates ou valétudinaires n'abandonnent pour Alger toutes ces infirmeries du midi de la France où la mode plus encore qu'un choix bien entendu les expédie depuis longtemps.

Mais en attendant cette heureuse transformation, essayons de guider notre Malade dans la
recherche et le choix d'une habitation.

Une première condition, très importante, doit
tout d'abord présider à ce choix : c'est la conve-
nance de la situation et de l'exposition de la maison ; il faut qu'elles soient en rapport avec l'état
de santé du Malade. Or, sous ce rapport, il s'agit
d'examiner qu'elles sont les diverses localités qui
conviennent à tel ou tel genre d'état pathologique.

Il résulte de l'expérience des Médecins d'Alger
que la ville elle-même est mieux abritée de tous
les vents, que l'air y est moins agité, moins vif
que dans les environs ; la température y éprouve
de moins brusques variations ; en outre les personnes, habituées au mouvement et à la vie active
des grandes villes, trouveront sans fatigue plus
de distraction que dans la vie un peu monotone
de la campagne.

Je conseille dans le séjour de la ville aux Malades nerveux, excitables, chez lesquels il y a à
la fois déviation et exagération de l'action vitale,
ou du moins qui réagissent avec une extrême
vivacité ; à ceux enfin chez lesquels il y a ten-

dance à la fièvre et une impressionabilité très grande des voies respiratoires.

Mais si vous choisissez l'intérieur de la ville, vous devrez apporter le plus grand soin dans le choix de votre logement. Autant que possible prenez un appartement ayant vue sur la mer ; que les fenêtres en soient exposées au levant, ou au midi ; il ne saurait pénétrer trop d'air, ni trop de soleil dans votre chambre. Malheureusement, pour le moment du moins, peu de maisons françaises offrent ces deux conditions réunies, surtout pour leurs premier et deuxième étages. Évitez surtout ces rues étroites, si nombreuses dans la ville, où il ne pénètre ni air, ni soleil. Enfin tâchez de ne pas monter plus haut que le premier étage, le deuxième au plus ; la fatigue produite par cette ascension est des plus pénibles pour les organes respiratoires et amène sûrement de la dyspnée et de la toux ; si vous demeurez au deuxième étage, faites en sorte de pouvoir faire une halte au premier et vous y asseoir quelques minutes pour reprendre haleine et reposer vos poumons.

Au point de vue de l'installation, plusieurs moyens vous sont offerts : les hôtels, les maisons et les appartements meublés, les appartements non meublés.

Si vous venez seul à Alger, descendez à l'hôtel d'Orient ou à la Régence, prenez-y une bonne chambre et restez-y. Vous y trouverez tout réuni : grand air, soleil toute la journée, vue sur la mer ainsi que sur la place du Gouvernement où tous les jours vient jouer la musique militaire. Dans ces hôtels une chambre et la nourriture vous coûteront 10 fr. par jour environ.

Quant aux chambres meublées, elles sont petites, sales, mesquinement garnies et situées la plupart dans des rues étroites, sans air ni soleil.

Si vous venez avec quelque membre de votre famille, peut-être trouverez-vous quelque économie à vous loger soit dans un appartement meublé, soit dans une maison meublée, celle d'Apollon entre-autres, dont les fenêtres donnent sur la place du Gouvernement et sur la mer. Le prix de cette location variera nécessairement avec la situation de la maison, l'étage et l'importance du logement. Quelques personnes, ainsi installées, se font apporter leur nourriture d'un hôtel du voisinage ; je vous engage bien plutôt à aller manger dans un des hôtels que je viens de vous indiquer ; le prix de la pension y est de 100 à 120 fr. par mois et par personne.

Si enfin vous amenez avec vous un ou plusieurs domestiques, louez un appartement non meublé et meublez-le vous-même avec des meubles que vous louerez pour la saison, ou que vous acheterez, sauf à les revendre à l'époque de votre départ.

Il est quelques Malades qui, séduits par la nouveauté et entraînés par leurs goûts artistiques, louent une de ces petites maisons mauresques que l'on trouve dans ces rues étroites et tortueuses de la haute-ville, et s'y installent. Or ces maisons présentent beaucoup d'inconvénients.

D'abord presque toutes sont situées dans la haute-ville ; pour y arriver, il faut monter péniblement ces petites rues, inaccessibles aux voitures et si escarpées qu'aucun cheval ni mulet ne pourrait ramener le malade fatigué à sa demeure.

En outre, ces rues changeant fréquemment de direction, exposent les passants à de brusques courants d'air souvent très violents.

Quant aux maisons mauresques elles-mêmes, elles sont susceptibles de plusieurs reproches. Toutes, bâties sur le même modèle, ont la forme d'un carré formé d'un ou deux étages élevés autour d'une cour intérieure ; cette cour est à ciel ouvert et au milieu s'y trouve une fontaine ou une citerne qui entretient dans la maison la plus grande fraîcheur. Tout autour, au rez-de-chaussée et au premier étage, règne une galerie couverte, supportée par des colonnes en pierre ou en marbre; sur cette galerie et sur la cour intérieure par conséquent s'ouvrent les portes et les étroites fenêtres des diverses chambres de l'habitation. Une terrasse règne sur toute l'étendue de la maison. Le mur extérieur n'offre que des très rares et très étroites ouvertures garnies de fortes grilles de fer et une seule porte toujours close. Enfin le tout, intérieur et extérieur, est tous les ans blanchi à la chaux.

Certes, cette disposition de maison est admirablement appropriée à la saison d'été du pays et convient surtout à la vie retirée et mystérieuse qu'y mènent les Indigènes. Mais pendant l'hiver dans la saison des pluies, l'atmosphère y est continuellement surchargée d'humidité; les chambres ne donnant que sur la cour intérieure, ne sont jamais que partiellement échauffées par les rayons vivifiants du soleil; le sol et les murs, garnis de faïences vernisées, y entretiennent une fraîcheur perpétuelle. Enfin l'absence totale de distraction ve-

nant du-dehors y laisserait le Malade par trop li-
vré à lui-même et aux tristes réflexions que
lui suggère l'état de sa santé.

Parmi les environs d'Alger, quelques-uns se
trouvent à peu près dans les mêmes conditions
que la ville au point de vue de la vivacité de l'air;
le plus grand nombre sont moins bien abrités de
l'action des vents. Mais tous offrent les avantages
de la campagne ; ces avantages sont incontesta-
bles en général, mais je crois qu'ils sont ici con-
trebalancés en partie par quelques inconvénients.

La campagne pendant l'été est certes, pour un
malade, le meilleur et le plus hygiénique milieu
où un Médecin puisse le placer. Mais il ne faut pas
se dissimuler qu'à Alger la saison d'hiver, pour
être extrêmement douce si on la compare à celle
l'Europe, n'en offre pas moins des alternatives de
très beau temps et de pluies. Or, ces pluies du-
rent quelquefois plusieurs jours, ainsi que je le
montrerai dans un des chapitres suivants en parlant de la climatologie d'Alger. Pendant tout ce
temps le Malade sera donc claque-muré dans sa
chambre ; tandis qu'à la ville il pourrait se pro-
mener sous les arcades qui bordent toutes les
rues. En outre, à la campagne, il y aura plus de

chances pour qu'il soit isolé et sans relations; tandis qu'à la ville de nombreux cercles, où se réunissent les étrangers et l'élite de la société algérienne, lui offriront avec le théâtre un centre de réunion et un délassement agréable.

Ces inconvénients, que j'ai cru devoir signaler, disparaîtront évidemment pour le Malade auquel sa fortune permettra de s'installer avec assez de confortable pour avoir une voiture à ses ordres.

Aux Malades nerveux, excitables, auxquels je viens de conseiller d'habiter la ville, mais qui préféreraient le séjour de la campagne, je dirai : choisissez parmi les environs d'Alger les localités qui sont le mieux abritées contre la violence des vents.

Quoique St-Eugène, dans son ensemble, soit plus favorable à d'autres Malades, vous y trouverez cependant quelques maisons exposées en plein Midi qui pourront vous convenir ; mais évitez celles qui sont exposées au vent du Nord, souvent très violent en cette localité.

Vous serez mieux encore au ravin d'Isly, à Mustapha-Inférieur, au Hamma ; choisissez surtout les maisons qui sont à droite de la route, au pied de la colline, ou à mi-côte. Tâchez que dans la maison que vous habiterez il se trouve des fenêtres ayant des exposi(ions différentes, afin que vous puissiez recevoir le soleil dans votre chambre le plus longtemps possible et vous préserver des vents soufflant avec force dans l'une ou l'autre direction.

Mais surtout apportez le plus grand soin dans le choix de la maison, car toutes, dans cette région de Mustapha-Inférieur et surtout du Hamma, reposent sur un terrain anciennement marécageux, très-peu élevé au-dessus du niveau de la mer et par conséquent très-humide. Ne prenez jamais et à aucun prix de ces maisons insalubres, dont le rez-de-chaussée, au lieu d'être élevé sur caves, repose immédiatement sur le sol ; ces habitations, froides et humides en tout temps, ne sauraient vous convenir.

Aux Malades lymphatiques, peu excitables, chez lesquels l'élément scrofuleux domine et les fonctions digestives languissent, je dirai : cherchez un air un peu plus vif, tonique et stimulant. Allez-vous établir à Saint-Eugène où vous trouverez une atmosphère maritime très-salutaire; ou bien à Mustapha-Supérieur où sont groupées les plus riches et les plus élégantes villas des environs d'Alger et d'où vous jouirez d'un admirable panorama.

Je viens de m'étendre, un peu longuement peut être, sur le choix de l'habitation, sur l'importance de sa situation. Mais si on remarque, en définitive, que c'est là où notre Malade doit passer la plus grande partie de son temps; que, par le choix qu'il aura fait, il se sera créé un milieu ayant sur lui une influence d'autant plus grande que cette action sera pour ainsi dire incessante ; on comprendra et on excusera les détails dans lesquels j'ai cru devoir entrer. Il en sera peut-être de même encore par la suite ; mais si le lecteur me trouve un peu trop minutieux dans ces mille petits riens que je lui conseillerai, je le prie de remarquer que les choses les plus minimes en apparence et sans importance pour l'homme bien portant, ont souvent une certaine valeur pour l'homme malade.

Mais il n'est pas suffisant d'avoir choisi une habitation convenablement située, il faut encore connaître les quelques règles qui en rendront le séjour le plus hygiénique possible.

## V

## HYGIÈNE DE L'HABITATION.

L'habitation privée délimite une masse d'air atmosphérique dont on peut modifier à volonté la température, le degré d'humidité, la composition chimique. On retranche ainsi du milieu général une partie plus ou moins grande pour l'accommoder à ses besoins en l'isolant plus ou moins complètement des influences du dehors. L'atmosphère d'une chambre est donc pour celui qui l'habite, ce que l'atmosphère d'une ville est à toute une population. Réfléchissez, en effet, au temps que votre sommeil, vos repas, vos occupations et les intempéries de la saison vous feront passer à la maison !

Les pièces qui constituent l'habitation seront aussi grandes que possible ; rien n'est plus avantageux que de respirer librement dans une grande masse d'air.

Évitez surtout toutes les causes qui peuvent altérer la pureté de l'air. Ainsi les animaux agissent sur l'air exactement comme l'homme par l'exhalation de l'acide carbonique et par le produit vaporeux de leur transpiration pulmonaire et cutanée. Leur présence est donc de trop dans l'intérieur de votre chambre, surtout pendant la nuit ; ce sont au moins d'inutiles consommateurs de l'air qui suffit à peine à vos besoins, si même ils n'y versent pas encore des exhalaisons nuisibles.

Il en est de même des végétaux, plantes ou fleurs, placés la nuit dans votre chambre ; ils servent alors de filtre à l'acide carbonique qui se répand dans l'air. Les fleurs agissent encore plus puissamment par les odeurs qu'elles répandent, odeurs qui déterminent souvent des maux de tête et des migraines.

Autant que possible, que votre chambre à coucher soit exposée au Levant ou au Midi : la chaleur que le soleil y entretiendra est de beaucoup préférable à la chaleur artificielle produite par quelque procédé que ce soit.

Si le froid l'exige, faites du feu pour réchauffer

l'atmosphère de votre logement : faites en sorte que la température s'y maintienne aussi constamment que possible à 16 ou 18 dégrés centigrades. Malheureusement les cheminées d'Alger sont généralement mauvaises et vous éviterez difficilement la fumée ; s'il en est áinsi, si votre cheminée fume et que vous ne puissiez y remédier, ne persistez pas à faire du feu, car l'action irritante de la fumée déterminerait sûrement dès accès de toux. Mais au lieu de brûler du bois, brûlez dans l'intérieur de votre cheminée de la braise de boulanger ; en la tenant couverte d'un peu de cendres, elle restera très longtemps allumée et entretiendra dans la pièce une chaleur douce et uniforme. Enfin faites poser dans votre chambre un tapis bien chaud, et cela surtout si le parquet est formé de dalles de faïence ainsi que cela se voit dans la plupart des maisons d'Alger.

Quant au lit, je proscris sévèrement les alcôves, à moins qu'on ait soin d'en tenir les portes toutes grandes ouvertes assez longtemps avant de se coucher ; et même, il vaux mieux encore tâcher de n'y pas laisser le lit. J'en dis autant de ces vastes et épais rideaux, qui produisent peut-être un très gracieux effet, mais qui s'opposent à l'aération, qui concentrent l'air que vous avez respiré et l'empêchent de se renouveler en se mélangeant à l'atmosphère ambiante.

Une précaution très utile est d'avoir, outre vos couvertures qui doivent être suffisamment chaudes, une couverture supplémentaire que vous laisserez sur vos pieds en vous couchant ; les nuits offrent très souvent ici, plus encore qu'en Europe, un abaissement très grand de température ; vous pourrez alors, à la moindre impression de froid, ramener ce couvre-pieds sur vos épaules et prévenir ainsi un refroidissement se traduisant par des quintes de toux.

Enfin je conseille au Malade de coucher seul dans son lit, et cela pour deux raisons sur lesquelles je ne puis m'expliquer ici.

# VI

## CLIMATOLOGIE.

Notre Malade a quitté son pays, sa famille, ses amis, pour venir demander à Alger le bienfait de son climat. Je l'ai accueilli comme un hôte au moment où il mettait pied à terre ; je l'ai conduit par la ville et les environs, le guidant de mon expérience et de mes conseils, pour l'aider tout d'abord à trouver une habitation qui convienne à ses goûts et surtout à sa santé ; puis je lui ai indiqué les quelques préceptes et les petites précautions qui devaient rendre le séjour de son logement le plus hygiénique possible.

Maintenant qu'il est installé, je dois lui faire connaître la climatologie d'Alger, c'est-à-dire les influences que le sol, l'eau et l'air exercent sur lui. Sous ces trois titres, indiqués par Hippocrate lui-même, je décrirai :

La constitution géologique du sol et sa végétation ;

La mer et l'atmosphère maritime ; les eaux minérales des environs d'Alger ; les eaux servant à l'alimentation de la ville.

L'atmosphère et les modifications que lui impriment l'électricité, la lumière la chaleur ; les variations d'humidité et de pression ; la nature et la direction des vents ; l'état du ciel et les pluies.

Mais je ne me contenterai pas seulement d'indiquer dans quelles conditions climatologiques se trouve Alger ; je pense que le travail que j'ai entrepris aura plus d'intérèt, si, me plaçant à un point de vue plus élevé, je compare entre elles dans les stations hivernales les plus vantées, ces diverses conditions du climat. Cette étude, en mettant sous les yeux du lecteur les pièces justificatives, lui permettra de se prononcer avec une complète connaissance de cause, sur la valeur curative du séjour dans chacune de ces localités.

J'ai dû consulter, pour ce travail, les nombreuses brochures qui ont été publiées sur chacun de ces pays ; ne pouvant les citer toutes je me contenterai de signaler celles de MM. Bertherand, Mitchel, Pietra-Santa pour Alger, et le remarquable ouvrage que M. Schnepp a publié sur l'Egypte, livre plein d'érudition auquel j'ai fait de nombreux emprunts pour la climatologie comparée.

## § I

### CONSTITUTION GÉOLOGIQUE DU SOL ; SES PRODUCTIONS.

Alger est situé sur le flanc oriental d'un massif composé de collines régulières, qui forme entre la plaine de la Mitidja et la mer, un vaste promontoire dont le mont Bouzaréah (407$^m$) est le point culminant. Ce massif, auquel on a donné le nom de Sahel, est découpé en de nombreuses vallées d'un aspect très pittoresque ; il sépare les embouchures de l'Harrach et du Mazafran.

Au Sud de ce massif, s'étend la plaine de la Mitidja qui à 64 à 72 kilomètres de long sur 20 à 24 de large ; elle est bornée au Sud par le petit Atlas, à l'Est par les dunes de sable que traverse l'Harrach à son embouchure, à l'Ouest par les collines du Sahel que traverse le Mazafran.

Le sol d'Alger et de ses environs se compose de terrains divers appartenant à presque toutes les époques géologiques et contenant à peu près toutes les substances minérales que l'on rencontre dans les pays de création secondaire.

Les terrains d'origine ignée n'offrent qu'un massif de basalte près du cap Matifou.

Ceux d'origine sédimentaire s'y divisent en trois catégories :

1° Les terrains de transition qui constituent le massif de la Bouzaréah. Ce massif sert de base au terrain tertiaire des environs d'Alger ; il est formé de mamelons arrondis dont les contours se relient d'une manière insensible à ceux du terrain tertiaire qu'il supporte. Il se compose de couches de gneiss et de micaschiste, coupé par des filons de granit à petits grains, et alternant avec des calcaires cristallins gris-bleuâtre qui fournissent la pierre à chaux d'Alger.

2° Les terrains secondaires forment en quelque sorte la charpente osseuse de la localité. Ils sont caractérisés par la hauteur et l'aspérité des contours des collines qu'ils constituent, l'abondance et la pureté des eaux qui s'en écoulent, la fraîcheur et la salubrité du climat, enfin par la vigueur de la végétation. Ils se composent essentiellement d'argiles schisteuses grises, au milieu desquelles sont disséminées des couches de grès compacte à texture cristalline.

3° Les terrains tertiaires sont très répandus ; ils remplissent les vallées longitudinales qui existent entre les collines formées des terrains secondaires ; leurs couches sont horizontales au fond de la vallée, et elles se redressent plus ou moins haut sur les flancs de la colline. Ces rochers tertiaires se composent de calcaires, de sables, de grès ou d'argiles.

Enfin, sur ces roches diverses se rencontrent en dernier lieu les terrains d'alluvion remarquables par l'abondance et la richesse de la terre végétale.

Le caractère distinctif de ce sol est de donner naissance à de nombreuses sources dont l'eau est des plus pures et des plus agréables au goût ; d'offrir une couche de terre végétale extrêmement épaisse et d'une richesse de végétation des plus remarquables ; enfin d'être en même temps suffisamment sec pour permettre la prompte absortion de l'eau.

Il résulte de cette dernière propriété, jointe à l'action de l'air et de la chaleur du soleil, qu'il suffit de très peu de temps aux routes et à la campagne pour se sécher à la suite des pluies et que notre Malade peut continuer sa promenade presque aussitôt après que l'averse a cessé.

La végétation des environs d'Alger est des plus riches et des plus variées.

La nature, ici, ne se repose jamais ; il n'y a pas de suspension complète dans l'œuvre de la production : celle-ci parcourt, pour ainsi dire, un cercle perpétuel d'enfantement depuis les premiers jours de l'été jusqu'aux derniers jours de l'hiver.

Et quelle variété dans la végétation ! Tous les arbres se propagent et croissent presque spontanément ; transplantés sous ce climat, les plantes d'Europe et d'Amérique grandissent et se multiplient sans culture. L'olivier, le noyer, le noisetier, le jujubier, le figuier blanc et le figuier noir, le caroubier, le bananier, le palmier, le dattier, l'oranger doux et l'oranger amer, le citronnier, le cédrat, la vigne, le mûrier rouge, le caprier, enfin tous les arbres fruitiers du centre de la France, le pommier, le cerisier, le prunier, l'abricotier, peuplent les champs, les vergers et les jardins des environs d'Alger.

Les jardins, les champs et les habitations sont

pittoresquement entourés au lieu de murs, de
haies de cactus et d'aloës qui acquièrent d'énor-
mes dimensions et forment d'épaisses barrières
infranchissables. Le cactus fournit un fruit très
rafraîchissant, de la forme d'une figue, dont les
Arabes se nourrissent ; ses tiges, dépourvues de
leurs nombreuses épines, fournit un fil propre à
diverses espèces de tissus et à la confection des
cordes de trait.

A l'époque où les froids sévissent le plus rigoureusement en Europe, la douceur du ciel d'Alger y fait éclore partout des fleurs, pousser l'herbe
dans les champs, et mûrir dans les potagers les
primeurs qu'on n'obtient en France qu'avec beau-
conp de peine et à grands frais.

Ainsi, pendant toute la durée de l'hiver, on voit
en fleurs dans nos jardins les cyclamens, crocus,
dahlias, iris, chrysanthèmes, thlaspis, géra-
niums, œillets, giroflées, narcisse, jacinthe, as-
clepias, résédas ; les rosiers du Bengale sont couverts de fleurs odorantes (ces fleurs sont inodores
l'été, odorantes l'hiver) ; les Maures vous offrent
pour un franc des bouquets de violettes que l'on
vendrait vingt francs à Paris.

Les potagers ne sont pas moins riches ; ils fournissent dès le mois de décembre des pommes de terre nouvelles, des aubergines, des tomates, des haricots verts, des choux-fleurs, des artichauts, des épinards, de l'oseille, les diverses espèces de salade ; en janvier on peut manger des petits pois, des asperges, des fraises.

On le voit, l'hiver est inconnu à Alger ; pendant qu'en Europe la terre est partout dépouillée, la campagne est ici aussi belle, aussi parée de verdure et de fleurs qu'au mois de mai en France; ici, tous les arbres propres au pays conservent leurs feuilles pendant l'hiver ; les arbres de France seuls les perdent, et même les feuilles tombent si tard et les nouvelles poussent sitôt, qu'ils restent très peu de temps dépouillés. Quant aux légumes et aux fruits, on peut voir qu'on mange ici en hiver les primeurs de France d'avril ou de mai.

# § II

## EAUX.

A la description de la constitution du sol et de sa végétation, se rattache naturellement celle des eaux sous les formes diverses qu'elles revêtent. Je vais donc étudier successivement :

1° La mer et l'atmosphère maritime ;

2° Les eaux minérales des environs d'Alger ;

3° L'eau servant à l'alimentation de la ville.

### 1° MER ET ATMOSPHÈRE MARITIME.

Beaucoup de choses ont été dites pour et contre les avantages du séjour des malades atteints d'affections de poitrine soit aux bords de la mer, soit sur un navire pour une longue traversée. Cela tient uniquement à ce que l'on ne s'est pas bien entendu. En effet, les quelques Auteurs qui se sont inscrits contre, ont motivé leur opinion par des observations faites soit dans les bagnes de Rochefort, Toulon, Brest, ou dans les hôpitaux des principaux ports, soit dans le personnel des matelots. Or, quand on songe aux fâcheuses conditions hygiéniques dans lesquelles ces hommes sont placés, on ne doit pas être surpris des tristes résultats que fournit la statistique. Mais c'est sur une toute autre classe de malades qu'il s'agit d'étudier l'influence du voisinage de la mer et de son atmosphère.

J'ai déjà parlé du port et du golfe d'Alger, l'un des plus beaux de la Méditerranée. Les rives en sont basses aux pieds des coteaux de Mustapha ; du côté de Saint-Eugène, elles offrent de nombreux récifs contre lesquels viennent se briser les vagues ; un peu plus loin, à la Pointe-Pescade, elles s'élèvent un peu et forment quelques masses de rochers sur lesquels on voit encore les ruines d'anciens forts à moitié démantelés.

Ainsi que chacun le sait, la Méditerranée n'offre ni flux ni reflux comme l'Océan. Limpide et légèrement verdâtre sur les bords, elle prend un aspect bleuâtre à peu de distance de terre à cause de la profondeur qu'elle acquiert presque immédiatement. Sa saveur est à la fois salée, amère et nauséeuse. Sa densité est supérieure à celle de l'Océan, parce qu'elle reçoit par ses affluents moins qu'elle ne perd par l'évaporation incessante qui se fait à sa surface ; il paraît même qu'elle renferme moins de gaz acide carbonique, ce qui augmente encore un peu sa densité.

Sa température est plus élevée que celle de l'eau ordinaire ; elle est même de 2 à 3 degrés au-dessus de l'Atlantique. Il n'est pas rare de voir la chaleur des eaux de la Méditerranée sur le littoral africain aussi élevée que celle de l'air ambiant ; d'après les observations de M. Marit, cette égalité de température se rencontre surtout le soir, époque où, en vertu de sa densité, elle a retenu la plus grande quantité de calorique ; tandis qu'à midi et à minuit l'équilibre est rompu ; dans le premier cas c'est à l'avantage de l'air atmosphérique qui est plus échauffé, tandis que dans le deuxième c'est le contraire qu'on observe.

Quant à la composition de l'eau de la Méditerranée, elle diffère de celle de l'Océan en ce qu'elle possède davantage de sels magnésiens et une moindre proportion d'acide carbonique et de carbonates.

L'atmosphère maritime diffère sous plusieurs rapports de l'atmosphère de l'intérieur des terres et surtout de celle des grandes villes. Celle de la mer n'est pas chargée des effluves qui se dégagent des matières animales et végétales, des eaux stagnantes et des innombrables foyers d'infection dont la terre est couverte ; aussi est-elle plus pure que l'atmosphère terrestre. En outre elle est chargée de particules salines et iodurées, dûes aux gouttelettes d'eau de mer que le vent a transformées en une sorte de poussière, ainsi que le fait l'appareil destiné à la pulvérisation des liquides, appareil qui sera l'objet d'une étude toute spéciale.

La température offre des variations moins brusques, elle conserve une uniformité plus grande sur les bords de la mer que dans les pays éloignés du littoral ; j'aurai plus tard à signaler le peu d'étendue des écarts entre les minima et les maxima fournis par le thermomètre. Cet avantage est dû aux vents de mer qui sont relativement chauds en hiver et frais en été, propriété qu'ils doivent à la vapeur d'eau qui sature l'atmosphère et aux mouvements de la mer (aussi chaude, et même plus chaude que l'air) qui, présentant sans cesse de nouvelles couches de liquides à l'air environnant, tend à établir l'équilibre dans la température.

Le littoral de la mer offre la pression atmosphérique la plus grande, puisque la mer occupe la région la plus basse du globe : de là la densité de l'air maritime ; et comme la capacité de l'air pour le calorique est en raison directe de sa densité, de là encore une raison pour que le froid se fasse moins sentir, à latitude égale, à la mer que sur terre. En raison de cette pression, on absorbe donc sur mer par le même nombre de respirations une plus grande quantité d'oxygène que sur le haut des montagnes, car les quantités d'oxygène inspiré et d'acide carbonique exhalé par les pou-

mons varient suivant la pression barométrique
(M. Lévy).

Sous l'influence de cet air, riche de lumière,
ventilé et renouvelé incessamment par les brises,
pur de toute émanation délétère, imprégné d'é-
léments salins, les Malades débilités par une
affection de poitrine trouveront une vigueur nouvelle.

C'est pour cela que j'ai tant insisté précédem-
ment auprès des Malades pour qu'ils tâchent
de trouver un logement ayant vue sur la mer.

C'est enfin pour qu'ils profitent autant que possible de cette bienfaisante influence, que je leur
conseille de faire quelquefois de petites promenades en mer, soit dans le port, soit dans le golfe.
Qu'ils choisissent, bien entendu, une belle journée, un temps calme, une mer tranquille, les heures les plus chaudes du jour, qu'ils emportent
avec eux des vêtements suffisamment chauds
pour se préserver de la brise qui pourrait survenir ; et ils retireront de ces petites excursions
le plus grand fruit.

**M.** le docteur Bertherand a publié sur les eaux minérales de l'Algérie une Etude pleine d'érudition et de judicieuses observations, étude dans laquelle il met en lumière les nombreux avantages que la thérapeutique pourrait retirer des sources thermales de la province d'Alger. Je lui demande la permission de puiser à pleines mains dans son ouvrage les renseignements dont j'ai besoin.

On rencontre sur le sol algérien une riche variété d'Eaux minérales. L'occupation française en a fait découvrir d'ignorées jusqu'alors ; mais presque toutes étaient déjà connues et jouissaient d'une grande faveur, chez les Indigènes, avant notre arrivée. Certaines sources offrent même aux endroits où elles sourdent, des vestiges considérables d'anciens établissements, indices du prix que la conquête romaine avait attaché à leur exploitation : telles sont les sources d'Hammam-Berda, entre Bône et Constantine, d'Hammam-Rir'a, près Milianah.

Malheuseusement l'installation de ces Eaux

laisse aujourd'hui beaucoup à désirer sous le rapport du bien-être et de l'agrément des habitudes matérielles, d'une facile viabilité, et des distractions.

Cependant elles offrent des avantages que le docteur Millon a exposés dans des termes d'une vérité trop saisissante pour que nous résistions au plaisir de les reproduire textuellement :

« Ce qui manque aux Eaux minérales de France, pourtant si riches et si variées, ce que rien au monde ne saurait leur donner, c'est un climat tempéré durant les mois de l'hiver. Dès que l'été finit, on les déserte : la fraîcheur des nuits, l'abondance des pluies en troublent les effets : Septembre arrive et la saison est close.

« Le médecin lui-même prescrit aux malades de partir ; c'est en vain que la cure est heureusement entamée ; le baigneur sent que le mal s'affaiblit graduellement, que les forces et la santé lui reviennent ; il est à mi-chemin de la guérison ; deux ou trois mois encore d'usage couronneraient l'œuvre des Eaux ; mais comment faire jusqu'à l'été prochain ? Il faut partir ; la décision est inexorable. Il faut reprendre l'air, l'habitation et, plus ou moins, les habitudes, le régime, les relations, les affaires, le travail, le plaisir et toute l'existence qui est, en quelque sorte, le foyer même où le mal a pris naissance. En un mot, on abandonne le remède et l'on retourne à la maladie.

« Une lacune aussi considérable dans la thérapeutique des Eaux n'a pas échappé à quelques observateurs ; Lallemand, un des médecins les plus sagaces de notre époque, a contribué de tout son pouvoir à fonder au Vernet un établissement thermal dans lequel les malades continueraient l'usage des Eaux durant l'hiver.

« On a fait un essai pareil aux Eaux d'Amélie-les-Bains. Les résultats qu'on y obtient sont généralement favorables, mais ils ne sont pas décisifs. La faute en est au climat du Vernet et d'Amélie-les-Bains, établissements situés, tous deux dans le Roussillon, à quelques lieues de Perpignan. Quoi qu'on y ait fait, les malades n'y échappent pas au froid. Sans doute, c'est toujours un grand avantage pour un valétudinaire de remplacer un hiver du Nord par un hiver du Midi de la France ; mais qu'il y a loin de là à certaines contrées méridionales, voisines de la mer, et dans lesquelles règne, durant toute la période hivernale, une inaltérable douceur de température et d'atmosphère! Là, l'hiver n'existe pas ; c'est évidemment là qu'on doit réaliser l'idée bienfaisante et logique de continuer la cure des Eaux minérales, sous un climat tempéré, entièrement exempt de neiges, de gelées et de frimas. Signaler ces contrées, c'est désigner l'Algérie, et plus particulièrement tout ce littoral délicieux où elle développe plaines et côteaux, entre l'Atlas et la Méditerranée. Dans aucune direction, on ne saurait se transporter plus rapidement au Sud, pour échapper aux rigueurs de la saison. On laisse bien loin Nice, Hyères, et jusqu'aux dernières côtes de l'Espagne et de l'Italie. La transformation du climat est complète, et grâce à l'achèvement de nos grandes lignes ferrées, grâce à la vapeur, en trois jours on se rend à Alger des points les plus extrêmes de la France.

« Sans doute, dès qu'on connaîtra mieux les avantages de cette situation, dès que la médecine et l'hygiène les auront proclamés, on aura l'ambition de n'en rien perdre : on demandera à l'Algérie de fournir des Eaux thermales similaires aux principales de France ; on y poursuivra sans interruption la guérison qu'un ciel humide et glacial venait paralyser.

« Les Romains ont entrevu cette idée : ils avaient des piscines couvertes et remplies d'eau tiède pour l'hiver, et l'on fréquentait les Thermes à Rome, en toute saison. Mais chez eux l'hydrologie balnéaire était poussée à un degré de perfectionnement dont nous sommes encore bien éloignés. Il serait curieux de rechercher si leurs établissements d'Afrique n'avaient pas aussi une affectation spéciale et à quelle époque ils en faisaient plus particulièrement usage.

« L'Algérie, nous nous croyons fondé à le prédire, sera en mesure de satisfaire aux vœux des malades les plus exigeants que l'Europe lui aura légués, la richesse et la variété de ses Eaux minérales ne laissant rien à désirer. Ici des eaux alcalines, là des eaux salines, froides ou thermales, ailleurs des eaux gazeuses, ferrugineuses, sulfureuses. Cherchez un peu dans ces gorges délicieuses de l'Atlas, vous y trouverez les succursales de Barèges, de Bagnères, de Vichy, de Plombières, de Spa, de Sedlitz, de Pullna ; débarquez à Alger, passez la Mitidja, et vous y êtes.

« Il ne faudrait pas beaucoup d'imagination pour tracer autour de ces sources, sur des ruines romaines, à côté de la tente de l'Arabe et de l'Israélite aux costumes bibliques, un joli groupe de maisons parisiennes, dans le style d'Auteuil et de Neuilly. On encadrerait le tout de la végétation magique des Hespérides et de roches dignes du vieil Atlas... »

A coup sûr, on ne saurait peindre sous des couleurs plus vives, détailler avec plus de verve les promesses de l'avenir. Pour mieux aider à leur réalisation, appliquons-nous d'abord à bien faire connaître ce qui existe dès aujourd'hui, ce qui doit être la base solide de toute mise en œuvre ultérieure : La situation et la nature des Eaux minérales des environs d'Alger.

Les principales Eaux sont :

1° *Hammam-Melouan*, près Rovigo, au pied de l'Atlas, à 32 kilomètres Sud-Est d'Alger ; voici le résumé de l'excellente Notice que le Docteur Payn a publiée sur cette station thermale.

Son débit peut être estimé à 345 mètres cubes par jour, ce qui suffirait à une consommation quotidienne de six cents bains.

Prise à sa source, l'eau est d'une amertume fraîche, analogue à la saveur de l'eau de mer ; d'ailleurs limpide, claire, inodore, très légèrement onctueuse au toucher, elle laisse échapper à sa surface des bulles de gaz. A mesure qu'elle s'éloigne de sa source, elle dégage une odeur de plus en plus fétide, dûe vraisemblablement à la décomposition des sulfates. Elle s'altère par le mélange avec des matières terreuses et organiques, et il lui en reste une coloration rouillée qu'on serait tenté de rapporter d'abord à des caractères ferrugineux, de même que la fétidité donnerait assez le change pour une constitution sulfureuse.

La température en est en moyenne de 40 degrés.

M. de Marigny a donné l'analyse suivante des deux réservoirs.

Sur 1,000 grammes d'eau on trouve :

|  | Marabout. | Bassin. |
|---|---|---|
| Chlorure de sodium. | 26,5000 | 24,1581 |
| — magnesium. | 0,3262 | 0,0699 |
| Carbonate de chaux . | 0,1000 | 0,1500 |
| — magnésie... | 0,0756 | 0,0833 |
| Sulfate de chaux.... | 2,8281 | 2,4474 |
| — magnésie... | 0,1876 | 0,4228 |
| Oxyde de fer....... | 0,0200 | 0,0200 |
| Silice ............. | 0,0150 | 0,0100 |
| Poids des sels.. | 30,0525 | 27,3615 |

Les sels qui entrent dans la composition des eaux d'Hammam-Melouane se retrouvent aussi dans d'autres sources thermales salées de France et d'Italie. Je citerai, parmi les plus conformes, Bourbonne-les-Bains ( Haute-Marne ) , Balaruc (Hérault), Lucques (Italie). Ces eaux, chlorurées simples, sont fort vantées dans les cas de goutte, arthrite, rhumatismes, engorgements du foie, et de la rate.

Les eaux d'Hammam-Melouan comptent déjà de nombreux cas de guérison de maladies de peau, de douleurs rhumatismales, et de goutte.

On en fait prendre le matin, à jeun, deux à quatre verres, pure ou coupée de lait. On en prescrit en outre en bain, demi-bain et douche.

2° *Aïoun-Sekhakhna*, dans la Bouzaréah, au Frais-Vallon, à 3 kilomètres d'Alger.

Voici, d'après M. le docteur Bertherand, la nature et le propriétés de cette eau.

La source émane, du centre de l'argile et des détritus de la roche micacée, en un mince filet qui laisse dans le déversoir un léger dépôt ferrugineux, de couleur ocracée caractéristique. Du reste l'eau est froide, très limpide, sans odeur, non gazeuze, incolore ; elle a une saveur vive et fraîche bien qu'on y distingue, en la buvant pour la première fois, un très faible goût de nature styptique.

Son débit est de 2,520 litres par vingt-quatre heures, ce qui permettrait une consommation possible de 12 à 15,000 litres à boire directement à la source pendant la journée.

D'après M. Millon, dans un litre d'eau on trouve les sels suivants :

| | | | |
|---|---|---|---|
| Chlorure de sodium | 0 g. | 314 |
| Sulfate de soude | 0 | 046 |
| Bicarbonate de soude | 0 | 061 |
|     id chaux | 0 | 099 |
|     id magnésie | 0 | 075 |
|     id protoxyde de fer | 0 | 007 |
| Silicate de chaux | 0 | 030 |

On voit par ce tableau que deux principes particulièrement actifs se distinguent parmi ces agrégats chimiques ; ce sont le bicarbonate de soude et le bicarbonate de protoxyde de fer.

Il vaut mieux boire cette eau à la source même, car la décomposition commence au sortir même du bassin, ainsi que le témoigne la matière ocracée qu'elle dépose ; ce résidu contient du fer peroxydé.

L'eau, conservée dans des bouteilles bouchées, se trouble au bout de deux ou trois jours; il ne tarde même pas à s'y former un dépôt ocreux; mais ce dépôt se forme lentement et on retrouve encore, au bout de huit jours, les trois quarts du fer qu'elle contenait primitivement.

On la prescrit en boisson d'un demi-litre à deux litres par jour, soit pure, soit coupée de vin, soit surtout sous forme de limonade à l'orange ou au citron.

On en ordonne aussi des lotions et injections locales, des douches et des bains.

Elle est utile en lotions, en applications locales sur des ulcères blafards, variqueux et quelques dermatôses d'origine scrofuleuse.

Son emploi en boisson est très utile dans les cas de : convalescence de longue maladie, chlorose, gravelle et phlegmasie chronique des reins et de la vessie. Cette eau restaure l'économie sans la fatiguer ni l'irriter, relève graduellement l'action digestive; sous son influence les gastralgies s'améliorent; les selles, dérangées par d'anciens troubles de la digestion, s'élaborent mieux et se régularisent.

Je pourrais encore passer en revue plusieurs

Eaux minérales dignes de fixer l'attention du monde médical par leurs propriétés curatives. Mais ce serait trop sortir des environs d'Alger, limites que j'ai données aux aperçus et aux appréciations de cet ouvrage. Qu'il me suffise de citer celles de la province d'Alger :

Hammam Rir'a, près Milianah ; eau thermale saline, purgative, ayant de l'analogie avec les Eaux de Bourbonne. Tout auprès se trouve une source d'eau acidulée et ferrugineuse analogue à celle de Seltz et de Vichy.

Aïn-Hamma, à 3 kilom. de Milianah ; elle est ferrugineuse et acidulée ; elle dépose un peu d'ocre et dégage des bulles d'acide carbonique.

Mouzaïa-les-Mines, près de Médéah, eau alcaline gazeuze, pouvant remplacer l'eau de Seltz et de St-Galmier.

La Source des Cèdres, près Teniet-el-Had, eau ferro-carbonatée froide, analogue à celles de Bagnère-de-Bigore, Soultzbach, Crausac.

M. de Rougemont, Ingénieur des ponts-et-chaussées, chargé du service de la distribution des eaux dans Alger, a bien voulu me communiquer la note suivante sur ce sujet.

L'eau nécessaire à l'alimentation d'Alger est amenée en ville par quatre acqueducs principaux, portant le nom d'Aïn-Zbouja, de Télemly, du Hamma et de Birtrariah.

Ces aqueducs sont construits en galeries maçonnées et enterrées plus ou moins profondément sous le sol.

L'aqueduc d'Aïn-Zboudja a son origine à El-Biar, sur le plateau de Ben-Aknoun, dans des terrains dépendant de l'Orphelinat de ce nom ; sa longueur extrà-muros est de 10,124ᵐ00.

Il entre en ville par la porte du Sahel, alimente principalement la partie haute et dessert vingt-une fontaines.

L'aqueduc de Télemly prend sa source à Mustapha-Supérieur, dans la campagne du Gouverneur Général ; son développement extrà-muros est de 3,804<sup>m</sup>00.

Il entre en ville à la hauteur de la Porte-Neuve et fournit l'eau à la partie moyenne de la ville ; il alimente trente-deux fontaines.

L'aqueduc du Hamma a son origine à Mustapha-Inférieur, à la fontaine des Platanes, en face du Jardin d'acclimatation ; sa longueur extrà-muros est de 4,344<sup>m</sup>00.

Il pénètre en ville par la porte d'Isly, alimente les quartiers bas de la ville et fournit l'eau à quarante-une fontaines.

Enfin l'aqueduc du Birtrariah prend sa source dans le vallon de ce nom, sis au quartier Bab-el-Oued, sa longueur extrà-muros est de 3,130<sup>m</sup>.

Il traverse les fortifications à la hauteur de l'arsenal du Génie et n'alimente qu'une fontaine, celle de Bab-el-Oued.

Ces aqueducs, dans leurs parcours, reçoivent en outre plusieurs sources plus ou moins abondantes.

Les eaux recueillies par les aqueducs proviennent de l'infiltration des pluies dans des rochers calcaires. arrêtées le plus souvent par la couche d'argile sur laquelle ils reposent ; toutes ces eaux sont abondamment chargées de sels calcaires qui incrustent les tuyaux dans lesquels elles s'écoulent.

Leur composition est à peu près la même ; celle du Hamma fournit un peu moins d'incrustation ; elle est aussi la plus fraîche à sa source (17°) ; mais cette température initiale est bientôt modifiée par le parcours.

Il existe, en outre, dans l'intérieur de la ville, neuf sources peu abondantes, qui alimentent quatre fontaines.

Le volume d'eau amené en ville est très variable et dépend essentiellement de la quantité d'eau tombée l'hiver ; il est dans les années ordinaires de 2,600ᵐ par vingt-quatre heures, et dans les années sèches de 2,000ᵐ ; la ville renfermant 52,000 habitants, la consommation par tête est de cinquante litres, qui se réduisent à trente-huit, lorsque les pluies d'hiver n'ont été ni abondantes, ni tardives.

Deux sources, peu importantes, du reste, jouissent, surtout auprès des Arabes, d'une réputation exceptionnelle de bonté.

C'est d'abord, intrà-muros, la source dite du Rempart, située dans les fossés des anciens remparts Bab-Azoun.

Vient ensuite, extrà-muros, la fontaine du Dey, sise au quartier du Frais-Vallon, où l'on prétend que les deys envoyaient puiser l'eau qui leur était nécessaire, et que les Arabes appellent Aïn el Solthan.

Toutes ces eaux, quelque soit leur provenance, sont limpides et fraîches, digestibles, et réunissent toutes les qualités des eaux potables. Quóique renfermant une notable proportion de sels calcaires, elles cuisent bien les légumes et dissolvent parfaitement le savon.

Voici une analyse de M. de Marigny :

Sur 1,000 grammes d'eau on trouve les sels suivants :

| | | |
|---|---|---|
| Chlorure de sodium....... | 0 gr. | 0,926 |
| Id. magnésium .... | 0 | 0,382 |
| Id calcium ....... | 0 | 0,096 |
| Nitrate ne soude........... | 0 | 0,737 |
| Sulfate de chaux........... | 0 | 0,244 |
| Carbonate de chaux........ | 0 | 2,300 |
| Id. magnésie..... | 0 | 0,189 |
| Oxyde ferrique........... | 0 | 0,100 |
| Silice gélatineuse ......... | 0 | 0,150 |
| | 0 | 5,127 |

## § III

### ATMOSPHÈRE.

L'atmosphère est la masse d'air qui environne la terre de tous côtés et tourne avec elle dans l'espace. C'est un mélange d'oxygène, d'azote et d'acide carbonique qui se renouvelle et se reconstitue incessamment par mille échanges qui dérivent des phénomènes de la végétation et de ceux de la vie animale. Tout ce que l'air donne aux plantes, les plantes le cèdent aux animaux et les animaux le rendent à l'air ; cercle éternel dans lequel la vie s'agite et se manifeste, mais où la matière ne fait que changer de place (Dumas).

L'homme est donc lié à l'atmosphère par des rapports constants, non interrompus ; mais elle agit sur lui, moins par sa composition peu sujette à varier, que par les qualités que lui communiquent certains principes dont elle est le véhicule, tels que l'électricité, la lumière, la chaleur, et par les modifications qu'elle éprouve dans son état par les vents, les pluies, le plus ou moins d'humidité et de pression, et sa composition chimique.

Ce sont donc ces modifications qu'il faut surtout étudier.

### 1° MODIFICATIONS ATMOSPHÉRIQUES ET INFLUENCES DUES A L'ÉLECTRICITÉ.

Ce n'est pas seulement pendant les temps d'orarage que l'atmosphère possède de l'électricité ; elle en contient toujours à l'état de liberté, soit de la positive, soit de la négative. Quand le ciel est pur et sans nuages, c'est toujours de l'électricité positive qu'on observe dans l'atmosphère ; mais cette électricité varie en intensité avec la hauteur des lieux et avec les heures de la journée. C'est dans les lieux les plus élevés et les plus isolés qu'on observe le maximum d'intensité. Dans les maisons, dans les rues, sous les arcades, on ne remarque aucune trace d'électricité positive. Dans la ville, l'électricité positive n'est sensible que sur les places ou sur les quais. Dans tous les cas, on n'observe d'électricité positive qu'à une certaine hauteur au-dessus du sol, à 1 mètre 30 centimètres environ ; au-delà, elle augmente selon une loi encore mal définie.

Au lever du soleil, l'excès d'électricité positive de l'atmosphère est faible. Il augmente jusque vers huit ou onze heures, suivant les saisons et atteint alors un premier maximum. Il décroit ensuite rapidement jusqu'un peu avant le coucher du soleil et augmente de nouveau pour atteindre un second maximum peu d'heures après le coucher ; le reste de la nuit, l'électricité décroit. Ces périodes croissantes et décroissantes, qui s'observent toute l'année, sont d'autant plus sensibles que le ciel est plus serein et le temps plus calme. Enfin l'électricité positive des temps sereins est beaucoup plus forte en hiver qu'en été.

Quand le ciel est couvert, c'est tantôt de l'électricité positive, tantôt de l'électricité négative qu'on observe dans l'atmosphère. Il arrive même souvent que l'électricité change de signe plusieurs fois dans la journée par le passage d'un nuage électrisé. ( Ganot ).

Les sensations que l'homme éprouve dans ces diverses circonstances sont variables. Dans les conditions ordinaires, l'organisme est un excellent conducteur et s'il n'est point isolé, il ne se ressent pas de l'électricité ambiante. Mais si l'équilibre dans l'état électrique vient à se rompre, il n'est pas indifférent au corps humain que l'atmosphère se constitue à l'un ou à l'autre mode. Autant les fonctions s'accomplissent avec aisance par un air chargé de fluide positif, autant, quand l'air est devenu négatif, elles languissent et par leur faiblesse entraînent une sensation générale d'accablement : telles sont les journées à fortes tensions négatives qui précèdent généralement les orages et que l'on qualifie vulgairement d'accablantes, tant le ressort de la machine est détendu. ( M. Lévy ).

Les phénomènes électriques doivent jouer un rôle assez important dans le climat d'Alger ; malheureusement on ne peut pas invoquer à l'appui de cette opinion des observations précises. Tous les praticiens d'Alger, tous les voyageurs reconnaissent dans l'air de la ville un je ne sais quoi de plus stimulant et de plus actif, qui modifie profondément l'organisme. Dès qu'on débarque, les fonctions acquièrent tout d'abord une plus grande énergie ; l'appétit augmente, les sécrétions deviennent plus abondantes. Ces dispositions se modifient toutefois sous l'influence du séjour et des autres agents climatériques.

Un second fait, c'est la rapidité avec laquelle marchent les maladies.

Nous avons l'intime conviction que la raison

d'être de ces deux phénomènes doit être recher-
chée dans une modalité spéciale du fluide électrique. ( Pietra Santa ).

### 2ᵉ MODIFICATIONS ATMOSPHÉRIQUES ET INFLUENCES DUES A LA LUMIÈRE.

La lumière qui nous éclaire provient du soleil, dont les rayons lumineux traversent notre atmosphère pour parvenir jusqu'à nous. Mais cette atmosphère, qui forme autour de la terre une enveloppe diaphane de 15 à 20 lieues de hauteur, n'est pas d'une transparence parfaite. Elle absorbe une partie de la lumière qui la traverse, en laisse passer la presque totalité et refléchit le reste. La teinte bleue du ciel provient, en effet, de la réflexion des rayons lumineux sur les particules de l'air ; car, à mesure que l'on s'élève dans l'atmosphère et que la masse d'air située au dessus de l'observateur diminue, le ciel se fonce de plus en plus. Cette couleur bleue est du reste modifiée par la présence des nuages et des vapeurs tenus en suspension dans l'air.

C'est encore à la diffusion de la lumière sur les molécules atmosphériques que nous devons l'éclairage des objets terrestres que les rayons solaires ne frappent pas directement et la transition ménagée entre le jour et la nuit, c'est-à-dire l'aurore et le crépuscule. La durée de ces vives nuances, dont l'horizon se colore après le coucher du soleil ou avant son lever, dépend non seulement de la latitude des localités mais encore de l'état de l'atmosphère. Ainsi, à Alger, tout en tenant compte de la latitude, le crépuscule est très court grâce à la pureté de l'air et à l'absence de brumes.

L'économie subit de nombreuses modifications sous l'influence ou par la privation de la lumière solaire. Vous remarquerez dans Alger. beaucoup de Juifs que la misère entasse dans des rez-de-chaussée obscurs ou mal éclairés : ces malheureux ont les chairs molles, bouffies, comme infiltrées ; ils sont frappés d'atonie dans tous leurs tissus et sujets aux accidents de l'hydrohémie ; c'est dans cette classe que s'observent les maladies des yeux, les nuances exagérées du tempérament lymphatique portées le plus souvent jusqu'à l'état scrofuleux ; c'est enfin sur elle que la phthisie sévit le plus, car la proportion de cette maladie aux décès est la suivante :

Européens........  7,06  pour 100
Musulmans.......  6,83    —
Israélites ........  7,22    —

Au contraire, sous l'action de la lumière, l'esprit est vif et gai, les fonctions s'exercent mieux, la peau se colore, la transpiration et la circulation sont plus actives, ainsi que la nutrition qui assure la régularité des formes ; les éléments du système lymphatique s'affaiblissent, les déviations et difformités disparaissent. L'insolation convient donc aux personnes faibles, aux femmes qui s'étiolent à la lumière artificielle des salons, aux enfants disposés aux scrofules ou au rachitisme (Marit).

Il est difficile de rapporter exclusivement à la lumière solaire tous les effets que je viens de mentionner ; la chaleur, inhérente aux rayons solaires, a certainement une très grande part dans cette action. Il reste beaucoup à apprendre sur l'influence intime de la lumière dans la série des actes qui contribuent à la formation et à la nutrition de l'organisme ; mais la nier serait impossible, et, d'après l'ensemble des faits qui s'y rapportent, elle se caractérise par une stimulation du système nerveux et par des modifications chimiques encore mal appréciées. Où la lumière manque, toutes les causes débilitantes acquièrent plus d'énergie et amènent plus rapidement cette décomposition du sang qui est propre aux diverses espèces d'anémies ; partout au contraire où elle abonde, elle ajoute des conditions de bien-être moral et d'harmonie de toutes les fonctions (M. Lévy).

Il résulte de ces diverses considérations, que je ne saurais trop insister sur le choix que notre Malade doit faire d'une habitation bien aérée, exposée aux rayons vivifiants du soleil, sur les promenades au grand air, faites sur la place du Gouvernement ou à la campagne et renouvelées aussi fréquemment que le permettront les forces et l'état de l'atmosphère.

La chaleur est certainement l'agent atmosphérique le plus important à bien connaître. Comme l'Etude que j'ai entreprise s'adresse surtout à des Malades qui, plus que tous les autres, ressentent vivement les variations de température et pour lesquels tout ce qui ce rattache à ce sujet a une certaine importance, je ne craindrai pas de donner à cette intéressante question tous les développements qu'elle mérite.

Pour mettre un peu d'ordre et de clarté dans ces aperçus, je traiterai successivement :

1° De la chaleur animale ; comment l'organisme résiste-t-il à la chaleur et surtout au froid ?

2° Des modifications atmosphériques dues à la chaleur.

3° De la température à Alger pendant l'hiver.

4° De la température comparée des diverses stations hivernales où les Malades sont habituellement envoyés.

### A. — *Chaleur animale.*

Les phénomènes, que la chaleur ou le froid déterminent dans l'organisme humain, ne peuvent être **com**pris sans la connaissance des actions vitales par lesquelles celui-ci se maintient à une température à peu près uniforme au milieu des variations de l'atmosphère, dans toutes les saisons et dans tous les climats.

Comment l'homme résiste-t-il à la loi qui établit entre les corps inégalement chauffés un échange proportionnel de calorique, dont le résultat est l'équilibre ou l'égalité de température ? Comment réussit-il, tantôt à conserver une chaleur supérieure à celle de l'atmosphère, tantôt à maintenir sa température au-dessous de celle du milieu ambiant ? Propriété merveilleuse, dont on a voulu faire une fonction spéciale sous le nom de caloricité, et qui est le résultat complexe de plusieurs actes physiologiques et physiques ; question qui domine l'étude des rapports physiques de l'homme avec le monde extérieur et dont la solution peut seule nous rendre compte de l'action des saisons et des climats (M. Lévy).

L'appréciation des influences que la chaleur et le froid exercent sur l'organisme ne sauraient être comprises si je n'entrais dans quelques détails sur les actions vitales par lesquelles l'homme peut résister aux modifications atmosphériques et conserver une température propre sensiblement constante.

Les conditions de cet équilibre se rattachent à deux nécessités du corps humain qui ne peut se conserver qu'en créant de la force et du calorique; de la force, pour produire les mouvements nécessaires à ses rapports avec le monde extérieur ; du calorique, pour remplacer les pertes incessantes qu'il en fait et pour résister aux intempéries du milieu ambiant. Cette double nécessité et la consommation de matière par laquelle l'organisme y satisfait, ont permis d'assimiler le corps humain à une locomotive qui consomme du charbon pour créer de la chaleur et du mouvement.

La température moyenne du corps de l'homme est de $+37°$. Cette moyenne résulte de l'ensemble des températures prises dans toutes les parties du corps ; mais ces diverses parties n'ont pas tout à fait la même température. La production de chaleur ne se fait pas, en effet, également partout.

Le sang et les parties très vasculaires ont une température un peu plus élevée que les autres régions : là, en effet, les phénomènes de combustion ont toute leur énergie.

Les membres, éloignés du centre circulatoire, ont une température moins élevée que le tronc ; les parties peu vasculaires, la surface de la peau, continuellement en contact avec l'atmosphère, ont aussi une température moins élevée que l'aisselle, l'aine et surtout que les cavités intérieures.

Ainsi, par exemple, la température des pieds et des mains est généralement inférieure de 5 à 6 degrés à celle des parties centrales : elle ne dépasse guère 32° ; tandis que la température de l'aisselle est, en général, de 36°, 5, celle de la bouche 37°, 2, celle des autres cavités 38°, 5.

Pour ce qui concerne la distribution de la température dans l'économie animale, on peut donc dire d'une manière générale : que la température va croissant à mesure qu'on pénètre de l'extérieur à l'intérieur du corps humain et à mesure qu'on s'avance de l'extrémité des membres vers leurs racines ; enfin, que la température du tronc lui-même va croissant de ses extrémités vers le cœur. Le sang est, en effet, ce qu'il y a de plus chaud

dans l'économie, et nous verrons bientôt pourquoi. (Béclard.)

Certaines conditions peuvent cependant faire
varier d'une manière notable la température nor-
male de l'homme : pendant le sommeil, la nutrition se rallentit, le pouls bat moins vite, la
respiration est plus calme ; la température du
corps s'abaisse d'environ 1 degré. Elle s'élève au
contraire à la suite d'un exercice musculaire sou-
tenu et dans toutes les circonstances qui accélé-
rent le jeu des fonctions. Le régime alimentaire
exerce, sous ce rapport, une influence très marquée : c'est ainsi qu'une abstinence prolongée, en
privant l'économie des matériaux de combustion,
entraîne un refroidissement très notable. Mais, de
toutes les causes qui peuvent augmenter ou diminuer la chaleur animale, les maladies sont
celles qui jouent le rôle le plus important : dans
les maladies inflammatoires, la température du
corps peut s'élever de 4, 5 et même 6 degrés au-
dessus de la moyenne, tandis que dans la période
algide du choléra elle peut diminuer de 12 à 14
degrés.

Relativement au mouvement et à l'équilibre du
calorique, le corps humain est soumis à la loi gé-

nérale. D'un côté, dans un milieu plus froid (et c'est là la condition ordinaire de la vie), il perd du calorique par le rayonnement et par le contact; de plus l'organisme dépense incessamment une grande quantité de calorique destiné à vaporiser l'eau qui s'exhale à la surface du poumon et à celle de la peau. D'un autre côté, dans un milieu plus chaud, il doit tendre à s'échauffer. Comment, dans ces deux cas, l'organisme maintient-il sa température? Comment l'homme peut-il impunément supporter, sous l'équateur, de 38 à 44 degrés de chaleur, et, dans les régions polaires, de 35 à 40 degrés de froid? Comment se fail-il que la chaleur animale ne subisse à peine que 1 à 2 degrés de variation avec un écart de plus de 70 degrés?

Lorsque l'homme est soumis à une température qui dépasse 35 degrés, il paraît difficile d'expliquer comment la température reste sensiblement constante dans cette atmosphère. Dans ce cas, en effet, deux causes devraient puissamment concourir à accumuler en lui du calorique : d'une part, l'air extérieur tend à lui communiquer de la chaleur par rayonnement et par contact, et, d'autre part, l'homme produit incessamment en lui du calorique par les combustions intérieures.

Franklin a le premier donné une explication satisfaisante de ce phénomène. Lorsque la température ambiante s'élève au même degré ou à un degré supérieur à celui du corps, les pertes par contact et par rayonnement ne peuvent plus enlever de la chaleur au corps, et il ne peut plus perdre que par la vaporisation de l'eau, provenant tout à la fois du poumon et de toute la surface cutanée ; c'est ici la simple application de cette loi de la physique qui ne permet à l'eau de passer à l'état de vapeur qu'en absorbant une quantité considérable de calorique ; l'uniformité de la chaleur animale s'entretient par les variations continuelles dans la quantité de vapeur aqueuse qui se forme dans les poumons et à la surface de la peau.

La transpiration cutanée et l'évaporation pulmonaire sont donc les régulateurs de la température du corps humain. La perte qui s'opère journellement par ces deux voies est évaluée à quinze onces pour les poumons et trente onces pour la peau (Lavoisier et Séguin) ; il doit en résulter pour l'économie une énorme déperdition de chaleur, les quarante-cinq onces de vapeur exhalées renfermant, à l'état latent, une proportion de chaleur capable d'élever de 814 degrés et demi un poids égal d'eau à zéro (M. Lévy).

Que l'on juge, d'après ces données, de la soustraction de calorique que subit le corps humain dans les abondantes transpirations, provoquées par les chaleurs de l'été, ou par celles qui sont habituelles dans les pays chauds. La peau joue donc le rôle le plus efficace dans l'acte de refroidissement continu par lequel l'organisme lutte contre les fortes chaleurs : cette résistance sera d'autant mieux soutenue, que l'air sera plus sec et plus agité, la ventilation ayant pour effet d'apporter au contact de la peau des volumes d'air nouveau et non encore saturé d'humidité ; aussi supportons-nous, au soleil et en plein air, une température qui nous paraîtrait accablante dans une atmosphère calme et humide ; aussi éprouvons-nous une sensation de froid, quand notre corps couvert de sueur se trouve exposé à un courant d'air, car alors la vaporisation de l'eau est trop active.

Je viens de montrer comment l'homme résiste à la chaleur ; comment résiste-t-il au froid ?

Ce froid est plus ou moins intense : dans les régions polaires il peut être de 35 à 40 degrés au-dessous de zéro. La faculté que possède l'homme d'endurer un froid plus ou moins vif est en rapport avec son pouvoir calorifique, c'est-à-dire avec la faculté de produire en lui-même de la chaleur; ce pouvoir augmente avec l'intensité des causes qui tendent à refroidir le corps, et comme la source principale de la chaleur est dans la respiration, il faut que cette fonction s'active et s'exagère : c'est ce qui a lieu. En hiver et dans les climats froids, la consommation d'oxygène s'accroît. D'un autre côté, une grande cause de réfrigération a cessé ou diminué : la peau ne produit plus, ou presque plus, de sueur.

Cette force de résistance ne se manifeste pas d'emblée, car l'application brusque et subite du froid réduit, plutôt qu'elle n'augmente, notre pouvoir de calorification ; aussi sommes-nous plus sensibles aux premiers froids, notre économie ne développant que graduellement sa puissance de réaction contre leur atteinte.

L'habitude exerce encore ici son influence ; les plus faibles alternatives de température affectent ceux qui s'enferment dans des appartements trop chauffés et qui s'enveloppent de vêtements trop épais.

L'âge et le caractère général de l'organisation font aussi varier la faculté de résister au froid : elle est moindre chez les sujets nerveux, lymphatiques et par conséquent chez la femme, en qui se réunissent d'ordinaire les traits de ces deux tempéraments.

Mais l'état dans lequel se tronve l'appareil respiratoire a encore une bien plus grande importance ; lorsque le tissu muqueux qui tapisse les bronches, ou bien le tissu pulmonaire lui-même, sont le siége d'un travail pathologique quelconque, alors la moindre variation dans la température, le moindre froid, déterminent une irritation que les Malades ne ressentent que trop vivement.

A part l'impression du froid, qui agit d'une façon toute spéciale, il est une cause dont la physiologie pathologique rend parfaitement compte. La respiration s'accélère en proportion de l'abaissement de la température ; plus le froid augmente, plus la quantité d'oxygène brûlée dans les poumons augmente, plus les phénomènes physiques et chimiques qui se passent dans les poumons, dans l'acte de la respiration, prennent de l'activité. Or, la physiologie et l'expérience de

tous les jours enseignent qu'un organe malade
doit être soumis à un repos absolu ; sinon, si ct
organe est le siége d'une irritation quelconque,
il s'y développe immédiatement de la douleur et
le mal augmente. Ainsi, par exemple : dans l'in-
flammation de l'œil, la lumière produit une impression pénible ; dans les maladies des articula-
tions, le mouvement est douloureux ; dans les
inflammations des voies génito-urinaires, le passage de l'urine et le moindre contact des surfaces
malades éveille de vives douleurs ; dans les brû-
lures et les maladies inflammatoires de la bouche
et du tube digestif, le passage des aliments est
des plus douloureux. Eh bien ! il en est de même
pour l'appareil respiratoire, altéré par une inflam-
mation ou un travail morbide quelconque ; et cela
s'explique d'autant plus, que les fonctions de l'organe malade augmentent proportionnellement à
l'abaissement de la température.

En effet, l'organisme absorbe en vingt-quatre
heures, par la surface respiratoire, une quantité
d'oxygène équivalente à 1 k 015 et par la surface
digestive une quantité de carbone, contenu dans
les aliments, équivalente à 435 gr. Malgré cette
absorbtion journalière de près d'un kilogramme

et demi de matière, le poids du corps d'un homme adulte ne change pas en vingt-quatre heures, fait qui s'explique en ce que l'organisme perd, dans la même période, une quantité équivalente d'acide carbonique.

Cet acide carbonique représente une combinaison de l'oxygène respiré avec le carbone digéré, et, comme toute combinaison d'oxygène avec le carbone, représente un dégagement de calorique proportionnel à la quantité de la matière combinée. Or, 435 gr. de carbone, en se combinant avec 1 k. 015 d'oxygène, produisent une chaleur égale à 3, 425, 625 degrés, suffisante pour élever à la température de 37 degrés 92 k. et à l'état de vapeur 6 k. d'eau. (Parchappe.)

Cette quantité considérable de chaleur, formée par la combinaison de l'oxygène respiré avec le carbonne digéré, est susceptible de varier en raison de la quantité de l'absorption d'oxygène et de carbone.

Or, il y a entre la respiration, la digestion et la calorification (c'est-à-dire la production de chaleur) dans les conditions variables de la vie, un rapport préétabli, qui fait varier la quantité du calorique produit en raison des pertes à réparer.

En effet, plus l'air extérieur est froid et plus les pertes de calorique sont grandes ; plus l'air est froid et plus, sous un même volume, il contient d'oxygène, etplus, par conséquent, l'organisme en introduit dans les poumons à chaque inspiration. L'expérience prouve d'ailleurs que l'appétit et la puissance de digérer augmentent en raison directe de l'abaissement de la température extérieure. Ainsi, en raison du refroidissement de l'air extérieur, les pertes de calorique angmentent; mais aussi, l'absorption respiratoire de l'oxygène et l'absorption digestive de carbone augmentant, la production du calorique s'accroît dans le même rapport, de manière à rendre possible le maintien de l'équilibre, c'est-à-dire le maintien de la température propre au corps humain.

On ne sait pas encore avec une entière certitude quelles sont les parties du corps où s'effectue l'oxydation qui est la source du calorique produit par l'organisme. On a cru pendant longtemps que cette oxydation était l'essence de la respiration, et consistait dans la combinaison immédiate de l'oxygène inspiré avec le carbone et l'hydrogène du sang veineux qui traverse le poumon. On est plus disposé aujourd'hui à admettre que l'oxygène absorbé à la surface pulmonaire est porté par le sang artériel dans les capillaires du corps entier, où sa combinaison avec le carbone et l'hydrogène des tissus est la condition qui crée, dans les parties mêmes, le calorique dont elles ont besoin pour se maintenir à la température propre du corps. Néanmoins, le fait d'une température plus élevée d'un demi-degré dans le sang artériel ne pouvant être révoqué en doute, il est impossible de ne pas admettre que l'oxydation et la création du calorique se font en partie au moment de l'absorption respiratoire. Dès lors, le sang artériel conduit dans toutes les parties du corps non-seulement les matériaux nutritifs, mais encore du calorique.

La quantité de calorique qui est ainsi portée dans tout l'organisme par le sang artériel et qui y est entièrement dépensée, puisque le sang veineux a une température plus faible, précisément d'un demi degré, peut être considérée comme suffisante à la compensation des pertes.

Il entre dans les poumons par l'artère pulmonaire à l'état veineux, et il en sort par l'aorte à l'état artériel, 45 grammes de sang par chaque contraction du cœur. Il y a 75 contractions du cœur par minute; ce qui permet d'évaluer par le calcul à 3 k. 375 grammes par minute, et à 4,860 kilos par 24 heures la quantité de sang artériel qui est envoyée par l'aorte dans le corps. En supposant que le sang fût de l'eau, le calcul prouve qu'il faudrait, pour élever 4,860 kilos d'eau à 37° brûler 22,079 grammes de charbon; chaque degré de température, pour 4,860 kil. d'eau, représente la combustion de 621 grammes de carbone ; un demi-degré équivaut à la combustion de 311 grammes de carbone. C'est donc une chaleur égale à celle qui résulte de la combustion de 311 grammes de carbone, soit 2,449,125°, que le sang artériel fournirait en 24 heures à dépenser au corps, en raison de sa température plus élevée d'un demi-degré acquise dans l'acte de la respiration.

Dès lors la création et la distribution du calorique dans le corps humain pourrait être ainsi conçue :

Le corps, traversé dans toutes ses parties par les vaisseaux sanguins, comme par les tuyaux d'un calorifère, devrait sa température constante à la température constante du liquide chaud, c'est-à-dire du sang, qui parcourt ces tuyaux. Les pertes de calorique éprouvées par le corps au moyen du rayonnement, du contact et de l'évaporation, équivalentes en somme à la quantité de chaleur que représente la température plus élevée du sang artériel, seraient sans cesse et également compensées par l'acquisition de calorique qui résulte de l'échauffement du sang veineux au moyen de l'oxydation respiratoire.

Cette conception, si elle pouvait être rigoureusement démontrée, semblerait digne par sa féconde simplicité, d'être entrée dans les plans de la nature. (Parchappe).

**B.** — *Modifications atmosphériques dûes à la chaleur.*

La température atmosphérique est l'agent modificateur le plus important à étudier ; ses variations déterminent presqu'à elles seules les autres phénomènes météorologiques ; mais cette influence générale, en modifiant l'atmosphère aussi bien que la terre, reçoit à son tour des modifications très profondes de différentes causes dont les principales sont : la latitude, l'altitude, la direction des vents, l'état du ciel, la proximité de la mer.

L'influence de la latitude, c'est-à-dire de la distance de la localité à l'équateur, résulte du plus ou moins d'obliquité des rayons solaires ; la quantité de chaleur absorbée est en effet d'autant plus grande que les rayons du soleil sont plus perpendiculaires ; la chaleur décroit donc de l'équateur vers les pôles, puisque les rayons sont de plus en plus obliques à l'horizon.

L'altitude, c'est à dire la hauteur au-dessus du niveau de la mer, imprime à la température un décroissement beaucoup plus rapide que celui qui résulte de la latitude. Tandis qu'il faut avancer vers le Nord de 185 kilomètres pour trouver un abaissement d'un degré dans la température moyenne de l'air, le thermomètre baisse d'un degré pour une hauteur de 180 mètres dans l'ascension des montagnes ; ce qui donne par conséquent un décroissement de température près de mille fois plus rapide pour l'altitude que pour la latitude. La cause de ce refroidissement si rapide est due : à la grande raréfaction de l'air, laquelle diminue nécessairement son pouvoir absorbant de la chaleur ; à ce que le sol n'est pas échauffé toute la journée, comme celui des plaines, par les rayons du soleil ; au grand pouvoir diathermane de l'air devenu plus rare, moins dense ; enfin à l'action plus vive et plus fréquente des vents.

L'action des vents est très importante ; ce sont eux qui sont les tyrans de l'atmosphère. Comme ils participent nécessairement de la température des contrées qu'ils ont traversées, leur direction, pour un même lieu, a une grande influence sur la température de l'air. Je montrerai plus loin l'influence des vents et de leur direction sur le climat d'Alger.

La proximité de la mer, ainsi que je l'ai déjà montré, tend à élever la température de l'air et à la rendre plus uniforme. En effet, l'expérience apprend que dans les régions tempérées, c'est-à-dire de 25 à 50 degrés de latitude, la différence de température entre le minimun et le maximum d'un jour ne dépasse pas en mer 2 ou 3 degrés, tandis que sur les continents cette différence peut aller jusqu'à 12 ou 15 degrés. Dans les îles, l'uniformité de température est très sensible, soit pendant l'hiver, soit pendant l'été. En pénétrant dans les continents, les hivers, à latitude et altitude égales, deviennent plus froids et la différence entre les étés et les hivers plus grande (Ganot).

Les différentes variations de la température se constatent assez bien par l'impression de chaud ou de froid qu'éprouvent nos organes, mais ne peuvent se mesurer qu'à l'aide d'instruments, les thermomètres. Mais observer un thermomètre d'heure en heure, jour et nuit, serait un travail impossible à un seul homme, fatigant même pour plusieurs observateurs. Aussi se sert-on pour ces notations : soit du thermomètre à maxima et à minima de Rutherford qui fait connaître la plus haute et la plus basse température des 24 heures ; soit du thermomètrographe de Bréguet, instrument plus compliqué qui d'heure en heure laisse les traces des variations que subit la hauteur de la colonne thermométrique.

Or, ces divers instruments font constater que la température présente en général un maximum vers 2 heures de l'après midi, un peu plus tôt en hiver, un peu plus tard en été et un minimum une demi-heure environ avant le lever du soleil. On a aussi remarqué que la somme des degrés observés à 9 heures du matin, à midi, à 3 heures et à 9 heures du soir, donne une moyenne presque équivalente à la moyenne des 24 heures données par le thermomètrographe.

Je dis que ce sont là en général les heures des minima et des maxima ; mais l'état du ciel, la force et la direction des vents et des causes encore peu connues peuvent faire osciller la colonne thermomètrique, et même nous impressionner assez vivement sans agir beaucoup sur elle.

Il est important de connaître la moyenne de la température d'une localité, afin de pouvoir la comparer à celle d'un autre pays. Voici le moyen dont on se sert : si on fait la somme des degrés de temperature maxima et minima observés dans les 24 heures et qu'on en prenne la moitié, on aura la température moyenne diurne ou de la journée ; si on additionne les degrés de la température moyenne de chacun des jours du mois et qu'on en divise la somme par 30 ou 31, on aura la moyenne mensuelle ; si on additionne la moyenne des mois de décembre, janvier, février, mars, on aura la température moyenne de l'hiver ; enfin si on additionne la moyenne de chacun des douze mois de l'année, on aura la température moyenne annuelle du pays.

Ce sont ces températures moyennes qui ont permis d'établir des climats marins et continentaux, des lignes isochimènes et isothères.

Sous le nom de climats marins et continentaux, M. de Humboldt a désigné deux genres de climats bien distincts et pour ainsi dire opposés. Ainsi que j'ai déjà eu l'occasion de le dire, sur les bords de la mer la chaleur varie beaucoup moins dans le cours de la journée et de l'année, que dans l'intérieur des terres : les extrêmes sont moins éloignés les uns des autres. Cela tient à ce que l'air s'échauffe moins en été, parce qu'il est toujours rafraîchi par le voisinage d'une grande masse d'eau, dont la température s'élève beaucoup moins, à égalité de chaleur, que celle de la terre. En hiver, au contraire, cette masse d'eau étant plus chaude que la terre, engendre des vapeurs qui s'opposent au rayonnement nocturne de la

chaleur, et ces vapeurs, en passant à l'état liquide, dégagent aussi une certaine quantité de
calorique qui contribue à échauffer le sol et l'air.

Quant aux lignes isochimènes et isothères, voici ce que l'on doit entendre par ces mots : si on
fait passer une ligne par toutes les localités où la
température moyenne de l'hiver est la même, on
trace sur le globe une ligne isochimène ; une iso-
thère est celle qui passe par tous les pays où la
température de l'été est la même.

Enfin, on désigne sous le nom de lignes isothermes, avec M. de Humboldt, des lignes qu'on sup-
pose passer par les lieux où la température moyenne de l'année est la même. La latitude et l'altitude, c'est-à-dire la hauteur au-dessus du niveau
de la mer, sont les deux causes générales qui déterminent la température moyenne d'un point quelconque de la terre ; mais l'influence de ces causes
est modifiée par une foule d'influences accidentelles ou locales, telles que la distance à la mer,
la présence des montagnes, la nature du sol, sa
culture et son inclinaison, la direction des vents
et les divers phénomènes atmosphériques. Aussi
les lignes isothermes ne coïncident-elles pas avec
les parallèles de latitude.

Ainsi M. de Humboldt a tenté de tracer le parcours de plusieurs lignes isothermes du globe. L'isotherme de 20°, qui est à peu près celle d'Alger, coupe la côte Ouest de l'Amérique au milieu de la Californie, par le 28° et 29° de latitude Nord ; elle s'élève un peu vers le Nord, puis marche parallèlement à l'équateur, jusqu'à ce qu'elle atteigne la côte orientale de l'Amérique, dans la Caroline du Sud, par 32° de latitude Nord ; elle s'abaisse un peu vers le Sud, laisse les Bermudes au Nord, passe entre Madère et Ténériffe ; en Afrique, elle monte brusquement vers le Nord, passe près de Tunis et d'Alger ; là elle semble suivre la direction de la côte, qui court du Nord au Sud et passe entre l'île de Candie et le Caire. Il est probable que dans l'intérieur de l'Asie elle s'élève de nouveau vers le Nord, pour s'abaisser ensuite vers la côte orientale qu'elle coupe dans le voisinage de Formose.

C. — *Température à Alger pendant l'hiver.*

La ville d'Alger est située, sous le rapport de la température, dans des conditions on ne peut plus favorables. Je ne saurais mieux le prouver, qu'en mettant sous les yeux du lecteur une série de tableaux indiquant la température observée à Alger pendant une longue période d'années.

Les quatre premiers tableaux sont dûs à la bienveillante obligeance de M. Traviès, Ingénieur des ponts-et-chaussées, chargé de la direction des travaux du port d'Alger : l'honorabilité si notoire de cet homme distingué donne donc aux chiffres, qui figurent dans ces tables thermométriques, toutes les garanties désirables d'exactitude et de véracité. Une seule remarque doit être faite : c'est que ces observations ont été recueillies au Port, c'est-à-dire dans un lieu moins abrité que l'ensemble de la ville et que, pour être l'expression fidèle de la température d'Alger, tous ces chiffres devraient être haussés de près de deux degrés.

Ces quatre tableaux (pages 96, 97, 98, 99) indi-
quent la température horaire et diurne de chacun
des mois de l'hiver 1862 à Alger : les indications
ont été consignées au moyen de deux thermomètres exposés au Nord et abrités du soleil ; l'un, ordinaire et divisé en degrés centigrades, a fourni la
température observée à 8 h., 9 h., 10 h. du matin,
1 h., 3 h., 5 h. et 9 h. du soir ; l'autre, à maxima
et à minima, a servi à constater chaque jour la
température minima de la nuit et maxima de la
journée. En prenant la moyenne de ces deux
derniers chiffres, on a obtenu la température
moyenne de la journée.

Dans le tableau de la page 100, figurent les températures maxima, minima et moyenne des douzes
mois de l'année. Voici comment ces chiffres ont
été obtenus. On additionne, par exemple, la
colonne des températures minima du mois de
juin : on obtient une somme que l'on divise par
30, nombre des jours du mois, et l'on a ainsi la
température minima moyenne du mois. On fait
de même pour les maxima. On prend la moyenne
de ces deux chiffres, et l'on a la température
moyenne du mois.

Enfin dans le tableau de la page 100, on voit la

température moyenne annuelle d'Alger pendant une période de 24 ans. Ces chiffres sont obtenus en additionnant les moyennes des douze mois et en divisant cette somme par douze ; le quotient est nécessairement la température moyenne de l'année. Pour obtenir les moyennes maxima et minima de l'année, on additionne de même les moyennes maxima et minima de chacun des douze mois, on en divise la somme par douze et le produit est la moyenne cherchée.

Ce qui caractérise l'ensemble de ces tableaux et ce qui les recommande à l'attention du lecteur, c'est qu'il y trouve consignées, heure par heure, les variations successives qu'éprouve la température à Alger. Dans toutes les autres brochures publiées sur les diverses stations hivernales, on ne trouve indiquées que des moyennes annuelles ou mensuelles ; les plus complètes mentionnent les moyennes hebdomadaires maxima, minima et moyennes. Si, désireux de plus amples renseignements, on consulte les bulletins météorologiques publiés par l'Observatoire, on n'y trouve encore qu'une seule indication, celle de la température moyenne de la journée.

Or, l'organisme n'a pas à compter avec les

moyennes : ces chiffres sont des êtres de raison, des abstractions mathématiques. Ce qu'il est essentiel de connaître, quand il s'agit d'envoyer un Malade dans un pays, ce sont bien plutôt les écarts qu'y subit la température et non pas la moyenne de ces écarts.

Ainsi de deux journées, qui auront eu pour même moyenne 16°, dans l'une le thermomètre aura pu osciller de 8 à 24 degrés et dans l'autre de 14 à 18. Quoique la moyenne de ces deux journées soit la même, il est incontestable que, pendant la première, le Malade aura eu à souffrir de la grande variation qu'aura éprouvée la température. Que sera-ce donc si, au milieu d'une belle journée, alors que le thermomètre marque 20°, le mistral vient à souffler ! c'est malheureusement ce qui s'observe souvent en France sur le littoral de la Méditerranée ; comme le disent les gens du pays, on est coupé en deux par ce soufle glacial ; la rafale dure quelques instants, puis la chaleur se fait de nouveau sentir ; le lendemain, on trouve dans le journal que la moyenne de cette journée a été de 16 degrés.

C'est pour cela qu'il serait important que chacune des stations hivernales relevât plusieurs fois

par jour, les degrés indiqués par le thermomètre ;
avec des tables, analogues à celles que M. Traviès
a faites avec tant d'assiduité et d'exactitude, on
pourrait alors se prononcer avec certitude sur la
valeur réelle du climat de la localité.

# TEMPÉRATURE HORAIRE ET DIURNE
du mois de Décembre 1861, à Alger.

| Dates | 8 h. | 9 h. | 10 h. | 1 h. | 3 h. | 5 h. | 9 h. | Min. | Max. | Moy. |
|---|---|---|---|---|---|---|---|---|---|---|
| 1 | » | 16.0 | » | » | 18.2 | » | 15.3 | 13.3 | 19.6 | 16.45 |
| 2 | 16.3 | 17.2 | 18.4 | 18.3 | 19.5 | 17.0 | 15.7 | 13.3 | 19.7 | 16.05 |
| 3 | 14.1 | 15.7 | 16.4 | 18.3 | 19.0 | 16.7 | 15.6 | 11.0 | 20.5 | 15.75 |
| 4 | 13.6 | 15.8 | 15.8 | 18.3 | 18.3 | 16.3 | 14.6 | 10.8 | 19.3 | 15.05 |
| 5 | 13.4 | 15.3 | 17.0 | 18.0 | 17.6 | 15.3 | 14.3 | 10.3 | 18.6 | 14.45 |
| 6 | 12.3 | 13.0 | 14.0 | 13.5 | 13.4 | 13.6 | 14.2 | 9.3 | 18.5 | 13.09 |
| 7 | 15.5 | 16.0 | 16.3 | 17.3 | 17.5 | 16.3 | 15.4 | 10.3 | 14.4 | 12.35 |
| 8 | » | 15.4 | » | » | 18.3 | » | 15.4 | 10.4 | 18.0 | 14.20 |
| 9 | 15.7 | 16.3 | 16.2 | 18.3 | 17.8 | 16.0 | 15.3 | 11.8 | 19 2 | 15.00 |
| 10 | 14.1 | 14.4 | 16.0 | 17.1 | 16.3 | 15.0 | 14.6 | 11.3 | 19.0 | 15.15 |
| 11 | 14.3 | 14.4 | 14.7 | 16.3 | 17.0 | 15.0 | 13.8 | 11.2 | 17.7 | 14.45 |
| 12 | 12.7 | 14.3 | 16.4 | 17.7 | 17.7 | 15.1 | 14.2 | 9.5 | 17.3 | 13 04 |
| 13 | 12.7 | 14.0 | 15.4 | 18.6 | 19.0 | 16.0 | 14.3 | 9.5 | 17.8 | 13.65 |
| 14 | 13.0 | 14.3 | 15.7 | 17.7 | 17.7 | 16.0 | 14.8 | 10.1 | 19.0 | 14.55 |
| 15 | » | 14.3 | » | » | 18.3 | » | 15.4 | 9.8 | 19.0 | 14.40 |
| 16 | 13.4 | 15.0 | 16.9 | 19.0 | 19.1 | 15.6 | 15.5 | 10.5 | 18.4 | 14.95 |
| 17 | 12.4 | 13.8 | 16.2 | 18.3 | 17.3 | 16.3 | 15.4 | 9.4 | 20.0 | 14.07 |
| 18 | 13.4 | 15.8 | 18.9 | 18.5 | 19.3 | 16.7 | 15.3 | 10.3 | 19.5 | 14.09 |
| 19 | 13.0 | 14.3 | 15.6 | 16.3 | 16.4 | 14.0 | 12.6 | 10.3 | 19.4 | 14.85 |
| 20 | 12.3 | 15.3 | 16.0 | 18.3 | 19.5 | 17.0 | 14.6 | 9.2 | 17.2 | 13.20 |
| 21 | 14.0 | 14.5 | 16.0 | 18.0 | 17.2 | 15.5 | 14.3 | 10.7 | 19.7 | 15.20 |
| 22 | » | 12.8 | » | » | 13.3 | » | 13.3 | 9.0 | 19.0 | 14.00 |
| 23 | 12.8 | 14.3 | 15.5 | 17.3 | 15.7 | 14.8 | » | 9.0 | 10.3 | 13.05 |
| 24 | 12.1 | 12.8 | 15.4 | 17.3 | 15.8 | 15.3 | » | 8.8 | 17.3 | 13.05 |
| 25 | » | 13.0 | » | » | 12.3 | » | 11.4 | 9.7 | 17.7 | 13.07 |
| 26 | 10.4 | 12.3 | 13.0 | 13.1 | 14.0 | 10.9 | » | 8.0 | 13.8 | 10.09 |
| 27 | 9.5 | 11.3 | 12.3 | 15.0 | 14.4 | 13.2 | 12.2 | 7.0 | 15.3 | 11.15 |
| 28 | 10.5 | 11.3 | 12.4 | 15.0 | 15.0 | 13.3 | 11.2 | 8.0 | 15.3 | 11.65 |
| 29 | » | 10.3 | » | » | 14.4 | » | 11.9 | 6.3 | 15.7 | 11.00 |
| 30 | 11.6 | 10.3 | 14.5 | 15.0 | 16.5 | 14.3 | 12.4 | 7.6 | 15.0 | 11.03 |

# TEMPÉRATURE HORAIRE ET DIURNE

du mois de Janvier 1862, à Alger.

| Dates | 8 h. | 9 h. | 10 h. | 1 h. | 3 h. | 5 h. | 9 h. | Min. | Max. | Moy. |
|---|---|---|---|---|---|---|---|---|---|---|
| 1 | » | 17.2 | » | » | 18.4 | » | 16.0 | 10.4 | 20.4 | 15.40 |
| 2 | 12.4 | 13.1 | 13.4 | 14.3 | 15.0 | 14.4 | » | 9.6 | 20.4 | 15.00 |
| 3 | 11.8 | 13.4 | 14.3 | 17.3 | 16.3 | 14.0 | 12.3 | 8.8 | 15.8 | 12.03 |
| 4 | 12 3 | 12.7 | 12.5 | 13.6 | 13.6 | 12.9 | 11.6 | 9.1 | 17.4 | 16.25 |
| 5 | » | 11.6 | » | » | 12.7 | » | 12.3 | 8.4 | 15.6 | 12.00 |
| 6 | 11.0 | 10.4 | 11.5 | 11.5 | 12.4 | 11.3 | 10.8 | 8.0 | 14.7 | 11.35 |
| 7 | 10.2 | 11.2 | 12.3 | 14.2 | 14.6 | 13.4 | 10.4 | 7.8 | 13.2 | 10.50 |
| 8 | 10.5 | 11.4 | 12.4 | 14.2 | 13.5 | 13.6 | 10.6 | 7.6 | 14.8 | 11:02 |
| 9 | 12.0 | 12.4 | 11.8 | 14.3 | 13.8 | 14.0 | 13.4 | 8.5 | 14.6 | 11.50 |
| 10 | 13.0 | 13.1 | » | 15.3 | 13.0 | » | 13.4 | 8.9 | 15.1 | 12.00 |
| 11 | 12.5 | 13.5 | 14.8 | 16.0 | 16.0 | 15.4 | 13.2 | 9.2 | 16.4 | 12.80 |
| 12 | » | 12.6 | » | » | 15.6 | » | 13.4 | 9.3 | 17.6 | 13 45 |
| 13 | 12.4 | 13.6 | 14.4 | 14.0 | 14.5 | 13.3 | 13.2 | 9.3 | 15.5 | 12.64 |
| 14 | 12.0 | 13.0 | 14.3 | 14.2 | 14.3 | 14.2 | 13.3 | 9.0 | 16.3 | 12.65 |
| 15 | 11.0 | 8.5 | 8.5 | 8.0 | 9.2 | 7.5 | 7.3 | 6.2 | 14.8 | 10.50 |
| 16 | 6.1 | 5.6 | 7.3 | 7.1 | 6.3 | 7.2 | 6.4 | 3.3 | 9.3 | 6.03 |
| 17 | 7.3 | 7.3 | 8.3 | 8.3 | 8.1 | 7.3 | 7.1 | 3.0 | 9.2 | 6.01 |
| 18 | 8.0 | 8.4 | 10.2 | 12.3 | 13.2 | 11.3 | 9.8 | 4.5 | 9.3 | 6 09 |
| 19 | » | 10.4 | » | » | 9.3 | » | 9.2 | 6.4 | 13.4 | 9.50 |
| 20 | 9.2 | 10.0 | 11.4 | » | 14.3 | 12.1 | 11.8 | 6.3 | 11.4 | 8.85 |
| 21 | » | 12 0 | » | » | 14.3 | » | 12.4 | 8.4 | 14.4 | 11.04 |
| 22 | » | 12.6 | » | » | » | 12.3 | » | » | » | » |
| 23 | » | » | » | 17.0 | 17.6 | 16.6 | 14.3 | » | » | » |
| 24 | 14.4 | 16.4 | 18.3 | 19.4 | 18.3 | 16.8 | 13.6 | 9.4 | 18.4 | 13.90 |
| 25 | 12.4 | 14.4 | 16.3 | 16.6 | 18.4 | 17.4 | 14.1 | 9.4 | 20.6 | 15.00 |
| 26 | » | 15.3 | » | » | 16.0 | » | 1 .2 | 9.3 | 18.3 | 13.08 |
| 27 | 12.3 | 13.4 | 13.6 | 14.3 | 14.8 | 13.4 | 12.4 | 8.9 | 18.3 | 13.60 |
| 28 | 10.4 | 11.8 | 12.6 | 14.2 | 14.6 | 13.6 | 11.4 | 7.7 | 16.6 | 12.15 |
| 29 | 10.6 | 12.2 | 14.4 | » | 14.6 | 13.4 | 12.0 | 7.0 | 16.7 | 11.85 |
| 30 | 10.2 | 12.4 | 13.4 | 14.4 | 15.4 | 14.6 | 11.4 | 7.2 | 17.6 | 12.40 |
| 31 | 11.4 | 12.4 | 13.6 | 16.5 | 16.4 | 13.4 | 12.3 | 7.7 | 16.3 | 12.00 |

# TEMPÉRATURE HORAIRE ET DIURNE

du mois de Février 1862, à Alger.

| Dates | 8 h. | 9 h. | 10 h. | 1 h. | 3 h. | 5 h. | 9 h. | Min. | Max. | Moy. |
|---|---|---|---|---|---|---|---|---|---|---|
| 1 | 11.4 | 13.4 | 15.3 | 16.3 | 16.6 | 15.6 | 12.6 | 8.3 | 18.7 | 13.50 |
| 2 | » | 12.8 | » | » | 16.4 | » | 12.5 | 8.2 | 17.2 | 12.70 |
| 3 | 11.3 | 12.6 | 14.2 | 15.3 | 15.4 | 14.6 | 12.2 | 7.8 | 18.6 | 13.20 |
| 4 | 11.0 | 13.6 | 14.3 | 15.2 | 16.5 | 14.7 | 12.8 | 7.6 | 17.6 | 12.60 |
| 5 | 11.1 | 13.3 | 14.4 | 15.6 | 16.4 | 15.4 | 12.4 | 8.3 | 17.4 | 12.85 |
| 6 | 10.7 | 13.6 | 15.4 | 17.6 | 17.3 | 15.8 | 13.6 | 7.6 | 17.4 | 12.50 |
| 7 | 13.4 | 14.6 | 16.4 | 16.4 | 16.4 | 15.6 | 14.3 | 8.5 | 18.0 | 13.25 |
| 8 | 13.4 | 14.3 | 13.5 | 12 8 | 12.6 | 10.5 | 9.7 | 9.5 | 18.7 | 14.10 |
| 9 | » | 8.0 | » | » | » | » | 7.8 | 4.6 | 15.6 | 10.10 |
| 10 | 0.2 | 1.5 | 1.6 | 3.2 | 3.6 | 2.6 | 2.4 | 0.6 | 9.3 | 4.35 |
| 11 | 2.6 | 2.6 | 4.1 | 5.6 | 7.2 | 7 0 | 5.3 | 1.2 | 5.2 | 2.0 |
| 12 | 5.7 | 6.0 | 7.6 | 9.7 | 8.3 | 6.8 | 6.3 | 0.4 | 8.4 | 4.0 |
| 13 | 5.6 | 7.6 | 8.4 | 12.0 | 13.3 | 11.7 | 8.4 | 2.6 | 11.6 | 7.10 |
| 14 | 10.3 | 10.3 | 11.1 | 13.6 | 13.6 | 13.3 | 12.1 | 3.4 | 14.5 | 8.95 |
| 15 | 10.4 | 11.3 | 12.1 | 14.2 | 14.4 | 14.4 | 12.3 | 6 3 | 15.5 | 10.90 |
| 16 | » | 14.6 | » | » | 19.6 | » | 17.3 | 7.3 | 15.7 | 11.50 |
| 17 | 15.8 | 16.5 | 16.8 | 21.6 | 17.4 | 16.4 | 14.4 | 12.5 | 21.6 | 17.05 |
| 18 | 14.7 | 16.1 | 16.3 | 16.6 | 18.3 | 17.4 | 14.3 | 11.4 | 24.4 | 17.90 |
| 19 | 14.5 | 16 3 | 17.4 | 17.6 | 18.8 | 17.4 | 14.6 | 9.4 | 20.6 | 15.0 |
| 20 | 15.8 | 18.5 | 19.3 | 19.0 | 18.4 | 17.5 | 15.4 | 11.4 | 20.6 | 16.0 |
| 21 | 14.6 | 16.3 | 16.6 | 18-4 | 19.3 | 18.4 | 15.3 | 10.6 | 21.7 | 16.15 |
| 22 | 14.4 | 13.3 | 13.5 | 13 5 | 12.6 | 11.9 | 11.4 | 12.0 | 20.6 | 16.30 |
| 23 | » | 14.6 | » | » | » | » | 13.2 | 11.8 | 15.6 | 13.70 |
| 24 | 10.8 | 13.0 | 14.3 | 16.3 | 16.4 | 15.3 | 12.6 | 7.6 | 18.6 | 13.10 |
| 25 | 15.2 | 15.6 | 15.4 | » | 17.2 | 16.3 | 12.6 | 8.4 | 17.4 | 12.90 |
| 26 | 12.8 | 15.2 | 15.5 | 17.4 | 17.5 | 15.5 | 14.3 | 8.4 | 18.4 | 13.40 |
| 27 | 13.8 | 15.5 | 16.3 | 17.0 | 16.4 | 15.4 | 13.4 | 9.4 | 18.0 | 13.70 |
| 28 | 13.4 | 13.6 | 13.6 | 18.3 | 17.7 | 16.4 | 13.6 | 9.8 | 20.5 | 15.15 |

# TEMPERATURE HORAIRE ET DIURNE

du mois de Mars 1862. à Alger.

| Dates | 8 h. | 9 h. | 10 h. | 1 h. | 3 h. | 5 h. | 9 h. | Min. | Max. | Moy. |
|---|---|---|---|---|---|---|---|---|---|---|
| 1 | 14.4 | 18.4 | 15.6 | 16.6 | 16.4 | 15.5 | 13.4 | 10.0 | 20.5 | 15.8 |
| 2 | » | 18.4 | » | » | 19.3 | » | 14.4 | 10.3 | 19.6 | 14.95 |
| 3 | 15.8 | 17.3 | 18.4 | 17.6 | 17.3 | 15.8 | 14.5 | 11.4 | 24.6 | 18.0 |
| 4 | 14.0 | 14.3 | » | » | 14.5 | » | 12.7 | 10.1 | 19.3 | 14.70 |
| 5 | 12.4 | 14.3 | 15.5 | 15.4 | 15.5 | 15.4 | 12.6 | 6.8 | 16.4 | 11.00 |
| 6 | 14.4 | 15.6 | 16.3 | 18.4 | 19.2 | 18.0 | 14.3 | 8.4 | 17.4 | 12.00 |
| 7 | 17.0 | 18.4 | 18.7 | 19.4 | 18.6 | 18.4 | 14.7 | 10.3 | 20.5 | 15.40 |
| 8 | 18.9 | 19.4 | 21.0 | 20.7 | 20.2 | 19.2 | 17.4 | 11.3 | 20.3 | 15.8 |
| 9 | » | 17.0 | » | » | 18.0 | » | 15.4 | 12.3 | 24.7 | 18.5 |
| 10 | 13.5 | 14.3 | 14.4 | 12.0 | 13.3 | 13.5 | 12.8 | 9.2 | 19.3 | 14.25 |
| 11 | 13.6 | 14.4 | 14.4 | 15.5 | 16.3 | 15.5 | 13.3 | 8.4 | 16.4 | 12.40 |
| 12 | 13.4 | 14.4 | 14.4 | 16.3 | 16.4 | 15.4 | 14.6 | 8.9 | 17.6 | 13.25 |
| 13 | 15.2 | 15.5 | 16.5 | 17.5 | 16.0 | 15.1 | 12.5 | 10.5 | 17.5 | 14.0 |
| 14 | 12.7 | 13.4 | 13.5 | 15.3 | 15.1 | 14.6 | 12.3 | 8.6 | 19.7 | 14.15 |
| 15 | 12.6 | 14.3 | 15.3 | 17.6 | 17.3 | 16.4 | 14.1 | 7.3 | 16.5 | 11.90 |
| 16 | » | 15.0 | » | » | 18.3 | » | 14.1 | 9.7 | 18.4 | 14.05 |
| 17 | 13.8 | 14.7 | 15.5 | 19.4 | 19.4 | 17.2 | 13.5 | 9.4 | 19.6 | 14.50 |
| 18 | 14.3 | 15.8 | 18.3 | 19.4 | 18.8 | 17.8 | 14.3 | 10.0 | 21.4 | 15.70 |
| 19 | 15.6 | 16.7 | 18.4 | 17.3 | 17.0 | 16.8 | 14.3 | 11.7 | 20.4 | 16.05 |
| 20 | 15.4 | 18.4 | 20.4 | 22.7 | 20.4 | 19.1 | 17.2 | 10.7 | 20.6 | 15.65 |
| 21 | 15.4 | 16.5 | 17.0 | 17.2 | 16.6 | 16.3 | 15.3 | 11.6 | 24.7 | 18.15 |
| 22 | 15.4 | 15.8 | 16.5 | 17.3 | 17.2 | 16.4 | 13.6 | 10.4 | 18.5 | 14.45 |
| 23 | » | 16.6 | » | » | 19.6 | » | 15.3 | 9.3 | 18.0 | 13.65 |
| 24 | 20.6 | 23.2 | 24.1 | 25.4 | 25.2 | 23.6 | 21.4 | 11.6 | 21.4 | 16.50 |
| 25 | 21.4 | 22.4 | 23.6 | 24.2 | 25.3 | 23.2 | 22.5 | 16.6 | 27.7 | 22.15 |
| 26 | 18.4 | 19.7 | 22.4 | 21.4 | 19.6 | 18.7 | 16.6 | 14.6 | 28.4 | 21.50 |
| 27 | 15.3 | 15.6 | 16.4 | 16.3 | 16.3 | 15.3 | 14.6 | 12.4 | 23.4 | 17.90 |
| 28 | 16.4 | 16.6 | 16.4 | 18.7 | 20.2 | 19.2 | 16.4 | 11.1 | 17.0 | 14.05 |
| 29 | 16.6 | 17.4 | 17.3 | 18.1 | 17.5 | 17.5 | 15.4 | 12.4 | 21.3 | 16.85 |
| 30 | » | 17.7 | » | » | 18.4 | » | 16.4 | 11.9 | 18.9 | 15.40 |
| 31 | 17.4 | 17.6 | 18.0 | 16.4 | 16.4 | 16.4 | 14.3 | 12.4 | 20.4 | 16.40 |

## TEMPÉRATURES MOYENNES MENSUELLES A ALGER

| MOIS | TEMP. MOY. | | ECARTS des minim. et max. | MOYENNES. |
| --- | --- | --- | --- | --- |
| | Max. | Min. | | |
| Janvier...... | 20.1 | 12.4 | 7 7 | 16.25 |
| Février...... | 18.8 | 12.6 | 6.2 | 15.70 |
| Mars........ | 19.4 | 13.8 | 5.6 | 16.60 |
| Avril........ | 21.6 | 16.3 | 5.3 | 18.95 |
| Mai......... | 25 2 | 20.3 | 4.9 | 22.75 |
| Juin........ | 28.5 | 22.0 | 6.1 | 25.25 |
| Juillet....... | 30.9 | 24.7 | 6.2 | 27.80 |
| Août........ | 31.1 | 26.1 | 5.0 | 28.60 |
| Septembre... | 30.8 | 23.3 | 7.5 | 27.05 |
| Octobre..... | 27.7 | 18.9 | 8.8 | 23.30 |
| Novembre... | 24.0 | 18.4 | 5.6 | 21.20 |
| Décembre.... | 21.6 | 14.9 | 6.7 | 18.25 |

## TEMPÉRATURE MOYENNE ANNUELLE A ALGER

| Années | Min. | Max. | Moy. | Années | Min. | Max. | Moy. |
| --- | --- | --- | --- | --- | --- | --- | --- |
| 1838 | 12.00 | 25.00 | 18.19 | 1850 | 3.60 | 35.40 | 18.39 |
| 1839 | 7.30 | 24.60 | 17.37 | 1851 | 4.60 | 36.00 | 18.49 |
| 1840 | 10.30 | 31.30 | 20.80 | 1852 | 3.60 | 35.40 | 19.42 |
| 1841 | 9.00 | 29 60 | 21.38 | 1853 | 4.70 | 34.00 | 18.65 |
| 1842 | 7.60 | 31.30 | 20.94 | 1854 | 2.70 | 37.20 | 18.28 |
| 1843 | 2.00 | 34 00 | 19.97 | 1855 | 6.30 | 34.90 | 19.42 |
| 1844 | 3.80 | 37.30 | 18.45 | 1856 | 5.00 | 35.80 | 19.74 |
| 1845 | 2.50 | 31 10 | 18.36 | 1857 | 3.60 | 36.90 | 19.30 |
| 1846 | 4.60 | 35.00 | 19.12 | 1858 | 7.40 | 32.00 | 19.30 |
| 1847 | 4.50 | 36.90 | 19.05 | 1859 | 7.50 | 30.20 | 18 74 |
| 1848 | 7.50 | 32.50 | 18.56 | 1860 | 7.25 | 32.15 | 19.70 |
| 1849 | 4.50 | 40.10 | 19.36 | 1861 | 6.80 | 33.00 | 19.90 |

Si le lecteur étudie l'ensemble des tableaux que je viens de mettre sous ses yeux, il pourra déduire de leur inspection attentive les conclusions suivantes :

1° — Température moyenne de l'année à Alger, 19° 17.

2° — Température moyenne de chaque mois :

| | |
|---|---|
| Janvier | 16° 25 |
| Février | 15° 70 |
| Mars | 16° 60 |
| Avril | 18° 95 |
| Mai | 22° 75 |
| Juin | 25° 25 |
| Juillet | 27° 80 |
| Août | 28° 60 |
| Septembre | 27° 05 |
| Octobre | 23° 30 |
| Novembre | 21° 20 |
| Décembre | 18° 25 |

3° — Température moyenne de chaque saison :

| | |
|---|---|
| Hiver | 13° 84 |
| Printemps | 19° 78 |
| Été | 25° 43 |
| Automne | 17° 67 |

4° — Différence entre la température moyenne de l'Été et celle de l'Hiver : 11° 38.

5° — Différence entre les moyennes des saisons successives :

|  |  |
|---|---|
| Entre l'Hiver et le Printemps.. | 5° 94 |
| le Printemps et l'Été.... | 5° 65 |
| l'Été et l'Automne....... | 7° 76 |
| l'Automne et l'Hiver..... | 3° 83 |

6° — Différences entre les moyennes des mois le plus froid et le plus chaud :

|  |  |
|---|---|
| Le plus chaud (Août)......... | 27° 82 |
| Le plus froid (Février)....... | 15° 04 |
| Écart.... | 12° 81 |

7° — Différences entre les températures moyennes des mois consécutifs :

| Entre | et |  |
|---|---|---|
| Janvier | Février.... | 0° 09 |
| Février | Mars...... | 0° 58 |
| Mars | Avril...... | 2° 23 |
| Avril | Mai....... | 3° 46 |
| Mai | Juin....... | 2° 99 |
| Juin | Juillet..... | 2° 82 |
| Juillet | Août...... | 0° 92 |
| Août | Septembre. | 1° 78 |
| Septembre | Octobre ... | 2° 78 |
| Octobre | Novembre.. | 4° 44 |
| Novembre | Décembre.. | 3° 40 |
| Décembre | Janvier.... | 0° 91 |

8° — Différence moyenne des mois consécucutifs : 2°13.

D'après la marche qu'affecte la température à Alger, il vaut mieux diviser l'année en deux saisons :

la tempérée.. { Hiver ........... 13° 84 } 16° 81
{ Printemps ....... 19° 78 }

la chaude ... { Eté............. 25° 43 } 21° 55
{ Automne........ 17° 67 }

On peut, je crois, conclure de l'inspection de tous ces tableaux que, pendant l'hiver, la température à Alger est des plus douces et des plus uniformes. Toutefois, je crois devoir signaler un fait climatologique d'une grande importance, c'est-à-dire les vicissitudes atmosphériques que l'on éprouve à certaines heures de la journée : un peu avant et au moment du lever du soleil, un peu avant et au moment de son coucher. Brusque et instantané, le refroidissement que l'on éprouve n'est pas en rapport, à beaucoup près, ni avec l'abaissement de température indiqué par le thermomètre, ni avec les oscillations de la colonne mercurielle du baromètre, ni avec les variations de l'hygromètre.

Cette discordance entre la température mesurable

par les instruments et la sensation de froid éprouvée par notre corps, tient-elle à des conditions locales, ou dépend-elle de l'atmosphère ? je ne saurais le décider, et des hommes très instruits, consultés par moi à ce sujet, n'ont pu me donner que de vagues explications de ce fait.

Toujours est-il que par les journées d'hiver les plus belles, les plus calmes en apparence, en me promenant sur la place du Gouvernement de quatre à cinq heures de l'après-midi, j'étais saisi par une impression de froid plus ou moins humide, qui me forçait à me couvrir plus chaudement ; tous les promeneurs agissaient de même. Deux heures après, on retrouvait sur cette même place la température du milieu de la journée (Pietra-Santa).

**D. — *Température comparée des principales stations hivernales.***

Les Malades, atteints d'affections chroniques de poitrine, doivent également fuir les climats chauds et les climats froids. En effet, dans les pays chauds, les fonctions digestives s'allanguissent, l'appétit se perd et il survient des flatuosités et des dérangements des fonctions intestinales ; de plus, une chaleur trop grande prédispose aux hémoptisies. Dans les pays froids, la vivacité et la fraîcheur de l'air entretiennent une irritation constante dans l'appareil respiratoire ; les Malades étant le plus souvent obligés de se tenir enfermés, sont par conséquent soustraits à cette puissante influence qu'exercent sur la nutrition le grand air, le soleil et l'exercice.

Ils doivent donc rechercher un climat où la chaleur soit tempérée, uniforme, aussi égale que possible, et exempte de trop brusques variations. Or, en examinant l'état de la température à Alger pendant l'hiver, il me semble que cette ville offre, sous ce rapport, les meilleures conditions possibles.

Cependant, comme je ne veux pas que le lecteur me croie imbu d'un engouement irréfléchi pour le climat algérien, je vais passer en revue et examiner, d'après les documents les plus authentiques, l'état de la température pendant l'hiver dans les principales villes où les Médecins envoient d'ordinaire les Malades atteints d'affections chroniques de poitrine. Ces aperçus sont empruntés en grande partie, au remarquable ouvrage du docteur Schnepp.

1° PAU, située aux pieds des Pyrénées, garantie contre la violence des vents, également éloignée de l'Océan et de la Méditerranée, doit avoir un climat continental dont les températures extrêmes s'éloignent plus de la moyenne que dans les stations maritimes. En effet, la différence entre la plus haute et la plus basse température observée à Pau, peut aller à plus de 42°, et le froid de l'hiver atteint même parfois 10° au-dessous de zéro, circonstance qui paraît tenir surtout au voisinage des hautes montagnes couvertes de neige. (Schnepp.)

Quoique cette ville, par sa température et sa végétation, n'appartienne pas précisément aux climats du Midi, un grand nombre de Malades y retrouvent la santé et la vie ; mais là comme partout, plus que partout, le Malade devra quand même choisir un appartement exposé au Midi, et surtout, s'il le peut, dans cette rue en terrasse, appelée rue du Collége, d'où on voit se dérouler l'immense panorama de la chaîne pyrénéenne.

Voici, d'après le docteur Taylor, la température moyenne de la ville de Pau :

|  |  |  |
|---|---|---|
| Températ. de l'année.. | Moyenne .. .......... | 13° 40 |
|  | Maxima ... .+32° 50 |  |
|  | Minima.....—10° 00 |  |
|  | Ecart ..... 42° 50 |  |
| Température moyenne de Décembre............ .... | | 5° 94 |
| — | Janvier.. .............. | 4° 89 |
| — | Février.............. | 6° 40 |
| — | Mars............. .... | 9° 32 |

2° NICE est une des stations hivernales les plus vantées et, de toutes, la plus fréquentée par les Malades. Cette réputation est due à plusieurs causes dont les principales sont : 1° sa position géographique au pied d'un amphithéâtre de montagnes qui la protégent des vents du Nord ; 2° l'ancienneté de sa réputation : les Romains y envoyaient déjà leurs Malades ; 3° la

facilité et la commodité des moyens de transport ;
4° les nombreux écrits qui ont propagé dans le
public et dans le monde médical les avantages
de son climat ; 5° le confortable que les étrangers
peuvent y trouver sous le rapport des logements
et des distractions ; 6° enfin la Mode, qui envoie
les Malades dans telle station hivernale comme
dans telle ville d'Eaux minérales ou dans tel
Bain de mer.

Cependant Nice n'est pas favorable à tous les
Malades atteints d'affections de poitrine ; voici
comment s'exprime à ce sujet le docteur Wahu
qui vient de publier sur le climat de Nice un livre
plein d'intérêt :

« On comprendra facilement aussi qu'il doit
arriver qu'un climat soit favorable à un malade
atteint de phthisie au premier degré ou à une personne prédisposée à cette cruelle affection, tandis
que ce même climat sera tout à fait contraire à
un malade arrivé à la période de ramollissement
des tubercules ; et c'est précisément ce qui a lieu
quant au climat de Nice : aussi il n'est pas du tout
indifférent d'envoyer à Nice des personnes at-
teintes de phthisie commençante ou de les y envoyer lorsque la maladie est arrivée à un certain

degré. Dans le premier cas, les malades ont des chances de guérison ou tout au moins d'arrêt dans le développement de la maladie ; dans le second cas, la maladie, au contraire, fait ordinairement de rapides progrès, et la terminaison fatale, qui se serait fait attendre pendant des années encore peut-être, survient d'une manière parfois effrayante : c'est ce que j'ai été à même de voir et d'apprécier.

« L'on a donc le plus grand tort de dire d'une manière absolue que Nice, par ses influences climatériques et hygiéniques, est l'endroit qui convient le mieux aux phthisiques. Il serait plus vrai de dire que Nice, par son climat *tonique,* et non pas *excitant,* comme beaucoup de personnes se l'imaginent, convient : 1° aux individus prédisposés à la tuberculisation en général et à la phthisie en particulier ; 2° à ceux qui sont phthisiques au premier degré ; 3° à ceux qui sont prédisposés à la scrofule, ainsi qu'aux scrofuleux et aux chloro-anémiques.

« A toutes ces personnes, oui, le climat de Nice est le plus salutaire qu'il soit possible de trouver, et il agit sur elles de la manière la plus favorable, soit en détruisant, par un séjour de quelques an-

nées, la prédisposition maladive, soit, s'il y a
phthisie au premier degré, en arrêtant les progrès
du mal et en y opposant une sorte d'obstacle in-
vincible.

« Mais les phthisiques au deuxième degré doivent se garder de venir à Nice, car, loin de s'amé-
liorer, leur position s'aggraverait, et la terminaison
fatale arriverait d'autant plus rapidement que ces
personnes seraient plus rapprochées de la période de ramollissement des tubercules. Il en est
du climat de Nice comme du séjour aux eaux
minérales : il faut que ce climat soit appliqué à
propos. Il ne suffit pas d'aller habiter Nice, il ne
suffit pas d'aller passer un mois à telles ou telles
eaux minérales ; l'essentiel est de n'y aller que
d'une manière judicieuse. »

Mais précisons un peu plus notre appréciation
et examinons la température moyenne et surtout
les variations thermométriques à Nice. Les températures extrêmes y offrent une différence de
33° 30. Cet écart si considérable, dans une localité
qui se trouve située au bord même de la mer,
indique déjà combien y sont nombreuses les perturbations atmosphériques ; et, quoique M. Rou-
baudi compare le bassin de Nice à une serre

chaude, je ne trouve pas moins tous les observateurs d'accord sur le degré de froid qu'on y ressent pendant les mois d'hiver.

Le thermomètre descend le matin et le soir souvent à zéro ; et, suivant les dernières observations de M. Teyssière, le minimum de température pendant douze ans, n'a été qu'une fois supérieur à zéro, et il est descendu même jusqu'à 3° 6. Risso a même constaté un froid de 9° 40.

Il est vrai que ces températures si basses ne s'observent que pendant quelques instants et sous l'influence des vents du Nord, qui arrivent des montagnes voisines couvertes de glaces éternelles. Dans le milieu de la journée, au contraire, règnent les brises de mer qui, même en hiver, adoucissent le climat de Nice. Le thermomètre, sous ces influences, monte dans la journée à 6° et à 10° ; parfois même les moyennes maxima des mois de Décembre, Janvier et Février atteignent jusqu'à près de 14°.

C'est donc surtout sous l'influence des vents du Nord que les Malades et les Valétudinaires souffrent le plus du froid pendant les hivers qu'ils passent à Nice ; on y observe alors de brusques transitions dans la température ; et, souvent même, déjà en passant du soleil à l'ombre, les plus grandes précautions doivent être observées dans ce séjour hivernal.

Voici, d'après M. Risso, la température moyenne de Nice :

| | | |
|---|---|---|
| Températ. de l'année.. | Moyenne............. 14° 75 | |
| | Maxima .... 24° 28 | |
| | Minima..... 9° 60 | |
| | Ecart..... 33° 30 | |
| Tempér. de Décembre. | Moyenne............. 7° 13 | |
| | Maxima.... 13° 25 | |
| | Minima .... 7° 63 | |
| | Ecart...... 5° 62 | |
| Températ. de Janvier.. | Moyenne............. 6° 38 | |
| | Maxima .... 11° 88 | |
| | Minima .... 6° 13 | |
| | Ecart..... 5° 75 | |
| Températ. de Février. | Moyenne............. 7° 88 | |
| | Maxima .... 13° 63 | |
| | Minima .... 7° 63 | |
| | Ecart..... 6° 00 | |
| Températ. de Mars... | Moyenne............. 10° 00 | |
| | Maxima.... 15° 50 | |
| | Minima .... 9° 50 | |
| | Ecart..... 6° 00 | |

3° **HYÈRES**, située à peu près sous la même latitude que Pau, et au bord de la mer comme

Nice, se trouve aussi protégée, au Nord, par le prolongement des Alpes-Maritimes qui, là seulement, sont considérablement affaissées et ferment moins complètement ce bassin que celui de Nice. D'un autre côté, les vents septentrionaux, ne rencontrant pas sur leur chemin les glaciers qui avoisinent cette dernière ville, apportent moins de froid dans la station d'Hyères ; aussi la température moyenne dans cette localité est-elle de 15° 26.

Non seulement la ville d'Hyères n'est pas exposée au froid pénétrant et aux variations brusques qui sont si sensibles dans le bassin de Nice, mais encore la température maxima des mois d'hiver y est toujours plus élevée de quelques degrés, et le thermomètre y descend moins bas qu'à Nice. Dans l'une comme dans l'autre de ces villes, règnent des brises de mer, au milieu du jour, qui adoucissent également les deux climats ; mais à Hyères, les vents continentaux sont beaucoup moins froids et surtout moins capricieux qu'à Nice. De là vient naturellement, comme le fait observer M. le professeur Barth, que pendant les mois les plus froids, le thermomètre ne descend pas, au milieu du jour, à plus de $+\,7°$, tandis qu'il s'élève jusqu'à 18° et 20°, et que la moyenne varie entre 10° et 15° à l'ombre, et entre 25° et 30° au soleil. (Schnepp.)

Voici, d'après M. Honoraty, la température moyenne de la ville d'Hyères :

| | | |
|---|---|---|
| Températ. de l'année.. | Moyenne ............... 15° 26<br>Maxima .. + 30° 00<br>Minima... — 5° 00<br>Ecart .... 35° 00 | |
| Températ. de Décembre | Moyenne............... 11° 11<br>Maxima .. . 16° 50<br>Minima..... 8° 90<br>Ecart..... 7° 60 | |
| Températ. de Janvier.. | Moyenne ............. 11° 06<br>Maxima.... 15° 90<br>Minima..... 8° 00<br>Ecart..... 7° 90 | |
| Températ. de Février. | Moyenne ............. 13° 00<br>Maxima .... 17° 05<br>Minima .... 10° 60<br>Ecart..... 6° 95 | |
| Températ. de Mars.... | Moyenne............. 10° 50<br>Maxima .... 15° 00<br>Minima..... 6° 50<br>Ecart..... 8° 50 | |

4° ROME se trouve sur les mêmes lignes isothermes et isothères que Naples, quoique située à
la distance d'un degré de latitude. Ces deux villes
ont pour température moyenne de l'année 15° 75,
et le maximum, dans les deux stations, s'élève à
38°; mais le froid extrême est plus grand à Rome
qu'à Naples; les oscillations, entre les minima et
les maxima, y ont aussi sensiblement plus d'amplitude. D'après les vingt années d'observations
de Conti et Calandrelli, la plus basse température
du jour, pendant les mois d'hiver, est réellement
inférieure à celle des mêmes mois observée à
Nice; de même que pendant ces mois la moyenne
des maxima est supérieure dans cette station. Et,
quoique la campagne de Rome soit ouverte à
l'accès des vents chauds qui soufflent de l'Ouest
et du Sud-Ouest, ceux-ci trouvent de puissants
antagonistes dans les vents du Nord qui font que
la ville éternelle est très chaude en été et assez
froide en hiver; en effet, pendant l'hiver, le thermomètre y descend plus bas qu'à Nice, quoique
cette dernière localité soit plus septentrionale de
près de deux degrés de latitude. La différence est
encore plus sensible, quand on compare Rome à
Hyères.

Les variations diurnes sont à peu près les mêmes à Nice et à Rome, quoique cependant cette dernière ville soit moins exposée à ces froids vifs et pénétrants du matin, contre lesquels on ne peut jamais trop se garantir à Nice. Le ciel romain est plus chaud en hiver que le ciel pisan, et la moyenne de la température y est plus élevée dans cette même saison qu'à Pise ; cependant, le temps est plus doux et plus égal dans cette dernière station, parce qu'il y règne, moins qu'à Rome, des vents du Nord qui amènent de si brusques variations dans l'atmosphère. (Schnepp.)

Voici, d'après MM. Conti et Calendrelli, la température moyenne de Rome :

| | | |
|---|---|---|
| Températ. de l'année. | Moyenne .............. | 15° 75 |
| | Maxima......+38° 00 | |
| | Minima .....— 5° 90 | |
| | Ecart...... 43° 90 | |
| Températ. de Décembre | Moyenne ............. | 8° 63 |
| | Maxima..... 11° 38 | |
| | Minima..... 6° 25 | |
| | Ecart...... 5° 13 | |
| Températ. de Janvier. | Moyenne............. | 7° 13 |
| | Maxima..... 9° 75 | |
| | Minima..... 4° 88 | |
| | Ecart...... 4° 87 | |

|  |  | Moyenne............... 8° 38 |
| Températ. de Février. | { | Maxima...... 11° 75 |
|  |  | Minima ...... 5° 38 |
|  |  | Ecart...... 6° 37 |
|  |  | Moyenne............. 10° 65 |
| Températ. de Mars... | { | Maxima..... 14° 58 |
|  |  | Minima...... 8° 00 |
|  |  | Ecart...... 6° 50 |

5° **NAPLES** jouit d'une température annuelle de 15° 75 ; mais les écarts entre les minima et les maxima de température y sont extrêmes, comme à Rome et à Pau, quoique cependant le thermomètre y descende rarement au-dessous de 4° ; le minimum extrême 5°, qu'on y signale quelquefois, est une exception rare. La moyenne des mois d'hiver y est supérieure à celle de Rome, de Nice et de Pau ; elle l'est surtout à celle des mêmes mois observée à Venise ; mais à Naples, comme dans les stations que je viens d'indiquer, le froid extrême et la moyenne des mois d'hiver sont plus bas que dans la station d'Hyères, qui l'emporte également sur toutes ces localités par une moyenne des maxima plus élevée et par une moyenne des minima moins basse.

D'ailleurs, Naples présente, chaque année, en

hiver, les conditions météorologiques des climats septentrionaux ; il y neige assez souvent, et même quelquefois il y gèle. (Schnepp.)

Voici, d'après M. Dowe, la température moyenne de Naples :

Températ. de l'année..
- Moyenne .. .......... 15° 75
- Maxima .... .+38° 70
- Minima.....— 5° 00
- Ecart..... 43° 70

Température moyenne de Décembre............... 9° 50
— Janvier............... 8° 80
— Février.............. 8° 50
— Mars................. 10° 60

6° **PALERME** présente des conditions atmosphériques plus uniformes et un ciel plus pur et plus chaud que les villes que je viens déjà d'examiner. La température moyenne de Palerme est de 17° 50, et les plus fortes chaleurs n'y sont guère supérieures à celles de Naples et de Rome ; mais le froid y descend beaucoup moins bas.

La chaleur est assez sensible pour qu'on puisse dire qu'il n'y fasse jamais aussi froid qu'à Rome, car la moyenne la plus basse est encore supérieure à la moyenne des années les plus chaudes de Rome et de Naples. L'hiver le plus froid de

Palerme est également plus chaud, quant à la température moyenne des mois, que celui de Rome ou de Naples. En étendant la comparaison à des localités plus septentrionales, il est facile de voir que les moyennes des minima de température des mois d'hivér de Palerme correspondent aux hivers ordinaires d'Hyères. En un mot, les plus grands froids de la saison hivernale sont moins intenses à Palerme que le froid d'un hiver ordinaire de n'importe quelle autre station de la péninsule italique. Il n'est cependant pas rare de voir tomber de la neige, dans la capitale de la Sicile, en Janvier et en Février.

Palerme, dont le climat est tempéré par le voisinage de la mer et l'accès facile des brises maritimes, est protégée aussi : contre les vents du Nord, par le mont Pellegrino ; contre ceux d'Ouest, par une série de montagnes dont le sommet du Cuccio est la partie la plus élevée ; contre ceux du Sud, par le mont Griffone. Cette disposition géographique de Palerme et l'accès que cette ville offre aux vents de mer lui assurent un climat très uniforme ; c'est même de toutes les stations hivernales du Midi de l'Europe celle dont les variations diurnes sont les moins prononcées.

Voici, d'après le docteur Vivenot, la température moyenne de Palerme :

| Températ. de l'année.. | Moyenne............... | 17° 50 |
|---|---|---|
| | Maxima .... 38° 75 | |
| | Minima.... 1° 25 | |
| | Ecart..... 37° 50 | |
| Tempér. de Décembre. | Moyenne............... | 12° 38 |
| | Maxima .... 13° 88 | |
| | Minima .... 11° 38 | |
| | Ecart..... 2° 50 | |
| Températ. de Janvier.. | Moyenne............... | 11° 00 |
| | Maxima .... 12° 63 | |
| | Minima .... 10° 13 | |
| | Ecart..... 2° 50 | |
| Températ. de Février. | Moyenne............... | 11° 00 |
| | Maxima .... 12° 25 | |
| | Minima .... 9° 75 | |
| | Ecart..... 2° 50 | |
| Températ. de Mars... | Moyenne............... | 12° 25 |
| | Maxima.... 13° 25 | |
| | Minima .... 10° 50 | |
| | Ecart..... 2° 75 | |

Considérées au point de vue de la température, toutes ces stations sont encore trop froides pour qu'elles puissent offrir à des Malades ou à des Valétudinaires de bonnes conditions de thermalité pendant les mois d'hiver. Mais, si nous descendons un peu plus bas, au dessous du 37ᵉ degré de latitude, nous trouvons une zone intermédiaire à la tempérée et à la tropicale ; là nous voyons trois pays qui, aujourd'hui plus que jamais, fixent l'attention du monde médical : ce sont Madère, l'Algérie et l'Egypte.

7° MADÈRE, 8° ALGER, 9° ALEXANDRIE, 10° LE CAIRE. — Déjà, à priori, l'identité ne sera pas parfaite dans ces différents points. La station de Madère (ce que je dirai de cette île se rapportera toujours à Funchal, sa capitale) nous offrira les phénomènes propres aux climats marins ; les ports algériens et égyptiens y participeront naturellement et ils différeront aussi des stations de l'intérieur, où se dessineront de plus en plus des climats continentaux. Ainsi, quoique située plus au Sud qu'Alger, Funchal, dans l'île de Madère, a une température moyenne de l'année inférieure de 1° à celle d'Alger. Les moyennes des maxima sont également moins élevées à Madère et à Alger, et moins, dans cette dernière station, que dans celles de l'Egypte, quoique la température maxima observée à Alexandrie diffère peu de celle d'Alger ; il en est de même de la température minima. Mais le thermomètre descend moins bas en hiver à Funchal qu'à Alger et à Alexandrie ; toutefois la différence n'atteint pas un degré ; tandis qu'au Caire et dans la Haute-Egypte où le thermomètre descend, dans les mois d'hiver, jusqu'à 2°, la différence entre ce minimum extrême et celui des trois premières stations s'élève jusqu'à 5 ou 6 degrés .

De toutes les stations hivernales connues, Funchal est celle où la différence, entre les écarts extrêmes entre la température de l'année, est la plus faible ; en effet, elle n'est que de 20° 55 ; c'est là ce qui a tant contribué à la réputation de cette ville, tandis qu'à Malaga, ville où le D^r Francis croit avoir trouvé la moyenne des variations annuelles la plus basse de tous les points connus du continent, cette différence est encore de 22°,59. Cette moyenne est même supérieure de 2° à celle d'Alger et de 4° à celle de Madère. En Egypte, les écarts sont encore plus prononcés ; car la différence entre les minima et les maxima absolus y est plus grande qu'à Alger, savoir : de 3° à Alexandrie et de 13° au Caire.

Quoique l'été soit à peu près également chaud à Madère, à Malaga, à Alger et à Alexandrie, l'hiver d'Alger, suivant le D^r Mitchell, excède celui de :

|  |  |
|---|---|
| Madère de | 1.11 |
| Malte | 2.77 |
| Malaga | 4.44 |
| Rome | 7.22 |
| Nice | 7.77 |
| Pau | 8.35 |

J'ajouterai que pendant les mois d'hiver, la moyenne des maxima à Alger est supérieure à celle observée à Alexandrie; et il ressort également des tableaux ci-après que la moyenne des minima de ces mêmes mois est plus élevée à Alger qu'à Alexandrie. Il en découle naturellement que l'hiver est à la fois plus doux et plus uniforme dans la ville française que dans le port égyptien.

Après avoir déclaré que Madère est une station hivernale où règne la plus remarquable égalité de température, le D^r Mitchell ajoute que pendant les saisons redoutées de l'hiver et du printemps, le climat d'Alger défie même celui de Madère sous le rapport de l'uniformité de température; que, par conséquent, il l'emporte, à fortiori, sur tous les autres climats.

Il faut conclure également de ces mêmes tableaux que, dans les stations de l'Egypte, comparées à celles de Funchall et d'Alger, les maxima des mois d'hiver sont plus bas sensiblement et les minima beaucoup inférieurs.

Mais, dans ces pays chauds, ce sont principalement les oscillations diurnes qui sont le plus pénibles et qui exercent l'influence la plus fâcheuse sur l'état des Malades. L'amplitude de ces oscillations est extrême dans la Thébaïde et sur le haut Nil, où elle atteint jusqu'à 30°; mais elle est encore de 12 à 13° à Funchal, de 10 à 11° au Caire, et de 9 à 10° à Alexandrie, tandis qu'à Alger elle ne dépasse guère que 4 ou 5° au plus. D'après les calculs de M. Mitchell, les moyennes des variations diurnes successives à Alger ne sont que de 10°,8 pendant l'hiver et de 1°,08 pendant l'année. C'est là ce qui donne à Alger un avantage incontestable sur toutes les stations hivernales que je viens de passer en revue.

Voici, d'après MM. Barral, Schnepp, Coutille et Mitchell, la température moyenne de Funchal (Madère), Alexandrie, le Caire et Alger :

| | | MADÈRE | ALEXANDRIE. | LE CAIRE | ALGER |
|---|---|---|---|---|---|
| ANNÉE. | Moyenne... | 19.56 | 21.75 | 22.13 | 20.63 |
| | Maxima... | 29.44 | 35.00 | 40.00 | 31.10 |
| | Minima... | 8.89 | 7.70 | 2.50 | 7.50 |
| | Ecart.... | 20.55 | 27.30 | 37.50 | 24.65 |
| DÉCEMBRE. | Moyenne... | 16.50 | 17.44 | 16.50 | 18.25 |
| | Maxima... | 22.22 | 21.25 | 21.75 | 21. 6 |
| | Minima... | 10.00 | 13.63 | 11.25 | 14. 9 |
| | Ecart.... | 12.22 | 7.65 | 10.50 | 6. 7 |
| JANVIER. | Moyenne... | 11.50 | 14.07 | 13.50 | 16.25 |
| | Maxima... | 22.22 | 17.10 | 19.13 | 20. 1 |
| | Minima... | 8.89 | 10.90 | 7.75 | 12. 4 |
| | Ecart.... | 13.33 | 6.20 | 11.38 | 7. 7 |
| FÉVRIER. | Moyenne... | 14.00 | 15.57 | 10.13 | 15.70 |
| | Maxima... | 20.00 | 18.71 | 19.38 | 18. 8 |
| | Minima... | 9.64 | 12.42 | 8.75 | 12. 6 |
| | Ecart.... | 12.70 | 6.20 | 10.63 | 6. 2 |
| MARS. | Moyenne... | 14.20 | 16.81 | 17.88 | 16.60 |
| | Maxima... | 22.22 | 19.87 | 19.88 | 19. 4 |
| | Minima... | 8.89 | 13.95 | 15.75 | 13. 8 |
| | Ecart.... | 13.33 | 5.85 | 4.13 | 5. 6 |

« Parmi les climats chauds, recommandés à certaines classes de Malades pendant les saisons froides de l'année, nous comprenons d'une part les stations de l'Égypte qui ne se signalent pas par de trop grandes variations de la température diurne et mensuelle : nous classerons dans une autre catégorie, Funchal, dans l'île de Madère, qui jouit d'une température à la fois plus égale, plus douce et plus constante ; mais nous recommanderons d'une manière tout à fait exceptionnelle le climat d'Alger pour l'égalité et l'uniformité de sa température quotidienne et mensuelle. Nous condamnons le séjour de l'Égypte pour les phthisiques et même pour la plupart des Malades qui présentent certaines dispositions à la tuberculose, non-seulement à cause des perturbations subites et profondes qu'amènent dans les phénomènes atmosphériques les vents du Sud, qui arrivent déjà en Février et qui en chassent les Malades bien avant la fin de l'hiver. En Algérie, au contraire, les conditions de chaleur sont aussi favorables aux poitrinaires, pendant l'hiver, que doivent l'être la fraîcheur et l'uniformité de sa température pendant l'été, dans certaines localités où la latitude est corrigée par l'altitude. » (Schnepp).

« D'ailleurs, il n'y a point de climat parfait, et les Malades qui viennent à Alger chercher un ciel éternellement serein éprouveraient à coup sûr une déception : le mauvais temps s'y trouve comme partout ailleurs ; mais en somme les chiffr s et l'expérience me permettent d'affirmer qu'il est peu de climat supérieur, aussi profitable aux Valétudinaires dont la santé exige une température plus vivifiante et une atmosphère moins brumeuse que celle de l'Europe. » (Mitchell.)

#### 4° MODIFICATIONS ATMOSPHÉRIQUES ET INFLUENCES DUES A LA PRESSION ATMOSPHÉRIQUE.

L'atmosphère qui nous entoure de tous côtés et forme à la terre une enveloppe diaphane de 15 à 20 lieues de hauteur, exerce sur la surface du globe une pression considérable que l'on mesure exactement à l'aide du baromètre. D'après la hauteur à laquelle le mercure demeure en équilibre dans le tube de Torricelli, on peut en effet facilement évaluer en kilogrammes le poids que supporte une surface donnée. Le poids de la pression de l'air sur une surface d'un centimètre carré étant de 1 kilog. 33 gr., sur un décimètre carré, qui renferme 100 centimètres carrés, elle est de 103 kilog. 300 gr., et sur un mètre carré, qui contient 100 décimètres carrés, elle équivaut à 10,330 kilog.

La surface totale du corps humain, chez un sujet adulte, de taille et de grosseur ordinaires, étant d'un mètre carré et demi, la pression moyenne que supporte un homme à la surface de la terre, est de 15,500 kilog.

Il semble qu'une pression aussi considérable devrait nous écraser ; mais, loin de fléchir sous ce poids énorme, notre corps n'en a pas conscience et il exerce en toute liberté les mouvements nécessaires à la vie. La raison de cet équilibre est dans l'égale distribution de la pression atmosphérique sur tous les points de la surface du corps, de telle sorte que la colonne d'air, qui pousse de haut en bas un membre étendu, est contre-balancée par celle qui le pousse de bas en haut ; de plus, les organes sont pénétrés de liquides incompressibles, ou contiennent des gaz dont la tension égale celle de l'air extérieur.

C'est par le bénéfice de conditions analogues, que des poissons vivent dans la mer à 3,000 pieds au-dessous de la surface de l'eau et qu'ils s'y meuvent avec autant d'agilité que dans la couche d'eau la plus superfieielle, quoique dans ces profondeurs ils soient chargés d'un poids soixante-dix huit fois plus lourd que le poids de l'atmosphère.

La pression de ce poids énorme de l'atmosphère, loin de nous gêner, est au contraire une condition indispensable de l'exercice régulier de nos fonctions ; en effet, les jours où la pression atmosphériques est plus faible, nous éprouvons un malaise qui nous fait dire que le temps est lourd ; c'est le contraire qu'il faudrait dire.

La pression atmosphérique varie selon les lieux, selon la hauteur au-dessus du niveau de la mer, selon la distance de l'équateur. Mais je n'ai à m'occuper que des causes qui peuvent faire varier cette pression à Alger ; ces causes sont de deux ordres, les unes régulières, les autres accidentelles.

Les causes accidentelles qui peuvent faire varier la pression atmosphérique sont : l'humidité, ou la quantité de vapeurs aqueuses de l'air, le vent et l'électricité atmosphérique.

Quoique la vapeur aqueuse soit plus légère que l'air, par cela même qu'elle vient s'ajouter à la colonne atmosphérique, son premier effet doit être d'augmenter la pression de l'air et de faire monter le mercure dans le tube barométrique. Mais la vapeur aqueuse, en augmentant la tension élasti-que de l'air, le forcera à se mettre en mouvement, à se déverser, en quelque sorte, à droite et à gauche, et il en résultera, comme second effet, une diminution de pression dans le lieu donné, un abaissement de mercure dans le tube du baro-mètre.

Le vent diminue en général la hauteur barométrique et cela d'autant plus, toutes choses égales d'ailleurs, qu'il est plus violent. On comprend, en effet, qu'un courant d'air, passant sur le lieu d'observation, suspende l'action ou le poids des couches d'air situées au-dessus et diminue, par conséquent, le poids total ou la pression de l'atmosphère. On peut donc affirmer que souvent les variations de l'intensité et de la vitesse du vent sont accompagnées de variations en sens opposés de la pression atmosphérique. Si, par un temps calme, le baromètre est haut, c'est qu'il n'y a pas de vent violent dans les régions supérieures de l'atmosphère ; si, au contraire, il est bas, c'est qu'il règne dans les régions supérieures un vent plus ou moins intense qui pourra descendre, après un temps plus ou moins long, et arriver à se faire sentir au niveau de la terre, soit au lieu de l'observation, soit ailleurs.

L'électricité, en faisant naître une répulsion entre les molécules de l'atmosphère, tend à lui faire occuper un plus grand volume et à le rendre moins pesant ; elle diminuera donc la pression atmosphérique et le mercure descendra dans le baromètre. La terre, en outre, est dans un état constant d'électricité négative ; si donc l'air est électrisé positivement, il y aura attraction entre la terre et l'air, et cette attraction contribuera à augmenter la pression barométrique. Si, au contraire, l'air est électrisé négativement, il y aura répulsion et diminution de pression. Donc, en général, si l'atmosphère est électrisée positivement, le baromètre sera haut ; si elle l'est négativement, il sera bas.

L'observation a démontré que la pression atmosphérique était soumise à des variations régulières, à Alger comme dans toute autre localité. Le baromètre, en effet, monte et descend régulièrement chaque jour, et deux fois par jour. Il monte d'abord à sa plus grande hauteur, ou à son premier maximum, de 9 à 10 heures du matin ; il descend ensuite et atteint sa plus petite hauteur, ou son premier minimum, entre 3 et 5 heures du soir ; il remonte à son second maximum entre 10 et 11 heures du soir, et redescend à son second minimum entre 3 et 4 heures du matin. Il y a donc chaque jour deux sortes de marées atmosphériques, mises en évidence par l'élévation ou l'abaissement du mercure dans le baromètre. Près de l'équateur, ces marées sont encore plus régulières, mieux appréciables et plus grandes et d'une régularité telle qu'on peut connaître l'heure d'après la hauteur du baromètre ; les ouragans les plus violents, les orages les plus terribles y font à peine baisser le baromètre de quelques millimètres. Mais à mesure que l'on s'avance de l'Equateur vers les Pôles, les perturbations deviennent plus fortes, les oscillations plus grandes, et la variation diurne est de plus en plus masquée par les variations accidentelles et irrégulières.

Kaemtz a formulé, sur les causes des variations accidentelles, les propositions suivantes : 1° quand le baromètre baisse dans un pays, cela tient à ce que la température de ce pays est plus élevée que celle des contrées avoisinantes, soit parce que ce pays s'est échauffé directement, soit parce que ces contrées se sont refroidies ; 2° au contraire, l'ascension du baromètre prouve que ce pays devient plus froid que ceux qui l'avoisinent ; 3° les oscillations barométriques ont d'autant plus d'étendue que les changements thermométriques sont plus grands ; 4° ces oscillations inverses du baromètre et du thermomètre sont le plus souvent en rapport avec les changements de vents.

En effet, à Alger, la plus grande élévation de la colonne barométrique est dûe aux vents du Nord, et la plus grande dépression aux vents du Sud. Cette colonne mercurielle est en général beaucoup plus haute dans la saison fraîche que dans la saison chaude. En hiver, elle atteint souvent une élévation très considérable, 780 à 785 millim. ; à cette époque, sa marche est très irrégulière et la limite de ses excursions est de 25 à 28 millim. En été, elle est très calme, conserve sa hauteur moyenne et varie très peu en dehors d'influences exceptionnelles, comme le sirocco, par exemple, qui la fait baisser de 10 à 12 millim. Par conséquent, à Alger, la pression atmosphérique est la plus forte pendant les mois d'hiver et devient la plus faible pendant les mois d'été.

Voici, d'ailleurs, d'après le docteur Mitchell, les indications de la pression atmosphérique à Alger :

|  |  |  |
|---|---|---|
| Pendant l'année. | moyenne annuelle | 762.51 |
|  | maximum extrême. | 768.00 |
|  | minimum absolu... | 745.00 |
|  | écart | 23 |
| En Décembre... | moyenne du mois.. | 764.21 |
|  | variations extrêmes | 13 |
| En Janvier...... | moyenne du mois.. | 763.13 |
|  | variations extrêmes | 22 |

En Février. ....{ moyenne du mois ......... 763.00
                 { variations extrêmes   15
En Mars........{ moyenne du mois........... 762.44
                { variations extrêmes   18

Le peu d'oscillation dans la pression atmosphérique, l'absence de changements brusques et prononcés dénotent le caractère tropical du climat algérien. Les variations annuelles extrêmes de 23 millim. sont, en effet, très faibles, et la différence moyenne des mois consécutifs est peu importante. Or, comme ce sont surtout les brusques changements qui surviennent dans l'air qui sont nuisibles à la santé ; comme c'est dans l'uniformité et la constance des climats qu'il convient de chercher du soulagement pour certaines classes de malades ; comme aucune nation hivernale n'est plus propre à influencer heureusement l'appareil respiratoire que celles qui se trouvent au niveau de la mer et dans lesquelles, par conséquent, la pression de l'air est la plus forte et la uniforme ; je conclus, de ces diverses raisons que, toutes choses égales d'ailleurs, Alger est située dans de très bonnes conditions au point de vue de la pression atmosphérique.

Les vents sont des courants d'air établis au sein de l'atmosphère dans une direction déterminée et avec une certaine vitesse.

Les causes qui donnent naissance aux vents sont les suivantes :

1° L'échauffement du sol et de l'atmosphère. Si la température du sol s'élève sur une certaine étendue, l'air en contact avec lui s'échauffe, se dilate, monte et s'élève vers les régions les plus froides. Il y a donc un premier courant d'air, ou vent, soufflant de la région chaude vers les régions froides. En second lieu, par cette même dilatation, il s'est formé dans les régions chaudes un vide que l'air froid des régions voisines doit remplir ; il y a donc un second courant d'air, ou vent, soufflant des régions froides vers les régions chaudes.

2° Le refroidissement du sol ou de l'atmosphère. En déterminant la condensation des vapeurs, il fait naître une sorte de vide. L'air des régions voisines vient remplir ce vide, en donnant naissance à un courant d'air qui souffle des régions plus chaudes vers la région refroidie. Il tombe quelquefois jusqu'à 27 millimètres d'eau en une heure sur une étendue considérable de terre; or, si on calcule le volume qu'occupait dans l'atmosphère cette grande quantité d'eau à l'état de vapeur, on trouvera que sa condensation a déterminé un vide énorme que l'air environnant devra venir remplir.

3° L'électricité atmosphérique. Elle agit par son action mécanique d'attraction et de répulsion, capable de déplacer et de mettre en mouvement de grandes masses d'air ; par le refroidissement surtout qu'elle détermine et qui amène la condensation des masses de vapeur ou des nuages : il est en effet de la nature d'une décharge électrique, c'est-à-dire d'un coup de tonnerre, de condenser les vapeurs au milieu desquelles elle se produit, et de produire ainsi de la pluie.

4° La juxtaposition des terres et des mers. Quand le soleil darde à la fois ses rayons sur la mer et sur la terre, la mer s'échauffe moins que la terre ; l'air, au-dessus de la terre, est plus chaud que l'air au-dessus des mers ; cette différence fait naître un vent nommé brise, qui souffle tantôt de la mer, tantôt de la terre. La brise de mer est un vent qui commence à se faire sentir vers les neuf heures du matin et souffle de la mer vers la terre, parce que les rayons du soleil échauffent la surface du sol plus que celle de la mer : les couches d'air en contact avec cette dernière, restées plus froides, se dirigent vers la terre. La brise de terre est un vent qui s'élève un peu après le coucher du soleil et souffle de la terre vers la mer, parce que la surface du sol se refroidit plus vite que celle de la mer après le coucher du soleil ; les couches d'air qui couvrent le sol, devenues plus froides, se dirigent vers la mer.

5° Enfin notons la succession des jours et des nuits, la succession des saisons, la présence des nuages, la rotation de la terre autour de son axe, etc. (Brewer.)

La direction, la vitesse et la force du vent sont essentiellement variables comme les causes qui les produisent ; elles se mesurent à l'aide de l'anémomètre, qui comprend : 1° une girouette qui indique la direction du vent ; 2° un moulinet à ailettes qui tourne sous l'action des vents et qui, par le nombre plus ou moins grand de tours qu'il fait dans un temps donné, permet d'évaluer la vitesse et la force du vent. C'est ainsi qu'on a pu constater que la vitesse du vent varie de 2 à 40 mètres par seconde et que la pression qu'il exerce sur un mètre carré varie de 5 centigr. à 200 kilogrammes.

Si on étudie l'influence des vents sur l'homme, on voit qu'ils agissent sur lui :

1° Par la quantité de mouvement qu'ils communiquent aux couches d'air ébranlées. Les courants d'air, qui se brisent dans une atmosphère médiocrement agitée, peuvent être comparées aux vagues de la mer quant aux percussions qu'ils exercent sur le corps ; modérés, ils sont des douches d'air que l'on peut regarder comme toniques. Les vents plus forts compriment comme si le poids de l'air avait augmenté et ils produisent une commotion dans les parties qu'ils frappent brusquement, en même temps qu'ils déterminent une rapide soustraction de calorique et d'humidité.

2° Par les qualités météorologiques de cet air. Ces qualités sont en effet exagérées par la vitesse du mouvement qui lui est transmis. L'air froid, mais en repos, nous impressionne beaucoup moins que ce même air agité par le vent : même par une température douce, nous sentons les moindres courants d'air. Cela tient à ce que le vent met incessamment en contact avec avec notre corps des masses d'air nouvelles qui lui enlèvent de nouvelles quantités de calorique. Cette déperdition s'accroît encore quand le vent est humide.

3° Par les propriétés qu'ils empruntent aux surfaces qu'ils ont parcourus. Ainsi en France les vents du Nord-Est sont froids et secs, parce qu'ils ont parcouru la Sibérie, la Russie et une partie l'Allemagne ; à Alger, le vent du Sud, ou sirocco, est chaud et sec parce qu'il a parcouru les plaines brûlantes et sablonneuses du Désert ; ainsi les vents qui passent sur des marais s'y chargent des miasmes qui s'en dégagent et les transportent dans les localités avoisinantes.

4ᵉ Par les matières dont ils sont les véhicules. Ainsi le sirocco, qui rase les déserts de l'Afrique, se charge d'une poussière très fine qu'il dépose sur tous les objets, et qui pénètre dans les voies respiratoires. D'ailleurs, dans tous les pays, l'air est continuellement chargé de corpuscules, soit animés, soit inanimés ; la permanence de ces substances si diverses et si ténues dans l'atmosphère se dénonce à l'œil dès qu'un rayon de soleil immerge dans un lieu obscur et fait poudroyer ce que Bergmann appelle les immondices de l'air. Ces poussières que nous respirons sans cesse, établissent pour ainsi dire le contact entre les individus les plus éloignés les uns des autres, et bien que leur proportion, leur nature et, par conséquent, leurs effets soient des plus variés, ce n'est pas s'avancer trop que de leur attribuer une partie de l'insalubrité qui se manifeste habituellement dans les grandes agglomérations d'hommes. (M. Lévy.)

Mais les vents ont aussi leur utilité, et elle est immense. Sans parler du transport et de la répartition des nuages qui fertilisent, en s'épanchant, les terres des divers climats ; sans mentionner leur rôle dans la fécondation des végétaux unisexuels ; n'ont-ils pas pour effet général de modérer les chaleurs, de brasser l'atmosphère et d'en maintenir l'uniforme composition sur tous les points du globe, de la dépouiller des vapeurs et des miasmes ? Les ouragans, même les plus désastreux, sont des ventilateurs puissants qui secouent l'atmosphère, divisent et propulsent au loin, dans l'abîme océanique, les produits qu'elle reçoit incessamment par l'évaporation du globe et par le commerce des deux régnes organiques. (M. Lévy.)

Par les considérations dans lesquelles je viens d'entrer, on se rend aisément compte de l'influence de la direction des vents sur la température et la salubrité d'un climat. Alger, sous ce rapport, se trouve dans de très bonnes conditions ; il est, en effet, soustrait, par sa position géographique, au souffle glacial des vents du Nord, qui enlèvent aux stations hivernales du Midi de la France et à celles de l'Italie une partie des avantages de leur orientation. Aussi, quand les vents de la rose Nord soufflent à Alger (et ils y soufflent très souvent pendant l'hiver), ils y arrivent attiédis par leur parcours de 200 lieues sur la Méditerranée et leur souffle n'a rien de glacial.

J'indique, dans le tableau ci-après, quels ont été, à Alger, pendant l'hiver de 1862 : 1° l'état du ciel observé à 10 heures du matin ; 2° la direction des vents à 7 heures, 10 heures, midi et 3 heures ; 3° la quantité de pluie tombée pendant le mois et mesurée à l'aide d'un pluviomètre. Ce tableau résulte des observations faites à l'Arsenal militaire d'Alger.

# ÉTAT DU CIEL, VENTS, PLUIES

## A ALGER

### Pendant l'hiver de 1862.

| | ÉTAT DU CIEL | | | | DIRECTION | VENTS A | | | | | | | |
|---|---|---|---|---|---|---|---|---|---|---|---|---|---|
| | 10 h. matin. | | | | des | 7 h. m. | | 10 h. m | | Midi. | | 3 h. s. | |
| | Beau. | Couvert. | Variable. | Pluie. | VENTS. | Fort ou faible. | Calme. | Fort ou faible | Calme. | Fort ou faible. | Calme. | Fort ou faible. | Calme. |
| DÉCEMBRE. | 20 | 4 | 6 | 1 | N. N. E. | » | » | » | 1 | 1 | 1 | 1 | » |
| | | | | | E. S. E. | 2 | 6 | 5 | 11 | 4 | 7 | 4 | 3 |
| | | | | | S. S. O. | 8 | 8 | 3 | 3 | 2 | » | 1 | 2 |
| | | | | | O. N. O. | 2 | 5 | 3 | 5 | 5 | 11 | 6 | 14 |

Hauteur de la pluie tombée pendant le mois : 3 c. 63.

| | Beau. | Couvert. | Variable. | Pluie. | VENTS. | Fort ou faible. | Calme. | Fort ou faible | Calme. | Fort ou faible. | Calme. | Fort ou faible. | Calme. |
|---|---|---|---|---|---|---|---|---|---|---|---|---|---|
| JANVIER. | 13 | 6 | 7 | 5 | N. N. E. | » | » | » | » | 2 | 2 | 2 | 1 |
| | | | | | S. S. E. | » | » | » | 5 | » | » | » | » |
| | | | | | S. S. O. | 4 | 5 | 5 | 5 | 2 | 4 | 1 | 2 |
| | | | | | O. N. O. | 11 | 11 | 5 | 11 | 11 | 12 | 12 | 13 |

Hauteur de la pluie tombée pendant le mois : 18 c. 69.

| | Beau. | Couvert. | Variable. | Pluie. | VENTS. | Fort ou faible. | Calme. | Fort ou faible | Calme. | Fort ou faible. | Calme. | Fort ou faible. | Calme. |
|---|---|---|---|---|---|---|---|---|---|---|---|---|---|
| FÉVRIER. | 15 | 6 | 5 | 2 | N. N. E. | » | » | » | 3 | » | 4 | » | 2 |
| | | | | | S. S. E. | 1 | 4 | 1 | 9 | 4 | » | 2 | 2 |
| | | | | | S. S. O. | 3 | 6 | 1 | 4 | 3 | 2 | 2 | 1 |
| | | | | | O. N. O. | 3 | 11 | 3 | 7 | 7 | 8 | 9 | 10 |

Hauteur de la pluie tombée pendant le mois : 18 c. 69.

| | Beau. | Couvert. | Variable. | Pluie. | VENTS. | Fort ou faible. | Calme. | Fort ou faible | Calme. | Fort ou faible. | Calme. | Fort ou faible. | Calme. |
|---|---|---|---|---|---|---|---|---|---|---|---|---|---|
| MARS. | 10 | 4 | 15 | 2 | N. N. E. | » | » | » | 2 | 2 | 4 | 1 | 3 |
| | | | | | S. S. E. | » | 2 | » | 6 | 1 | » | » | « |
| | | | | | S. S. O. | 12 | 4 | 6 | « | 2 | » | 1 | « |
| | | | | | O. N. O. | 9 | 4 | 12 | 5 | 19 | 3 | 19 | 7 |

Hauteur de la pluie tombée pendant le mois : 3 c. 56.

On voit, d'après ce tableau, que les vents qui prédominent à Alger pendant l'hiver, sont ceux d'Ouest-Nord-Ouest. La prédominance marquée des vents d'Ouest à Alger est la cause première des conditions heureusement exceptionnelle qu'on y observe. Ils rapprochent les extrêmes de chaud et de froid ; ils adoucissent l'hiver et tempèrent l'été. En réfléchissant à leur origine et à la route qu'ils parcourent, on comprend qu'ils seront chauds et humides pendant la saison froide et le commencement du printemps, tandis qu'ils doivent avoir une influence réfrigérante pendant les rigueurs de la canicule. (Pietra-Santa.)

Il règne aussi à Alger un vent sec et chaud, le sirocco, vent de Sud-Est, qui prend son origine dans les déserts de l'Afrique centrale. Mais ce vent, redoutable pendant l'été, redoutable surtout dans le désert et même dans la plaine de la Mitidja, quand il se montre à Alger, pendant l'hiver, est chargé d'un degré d'humidité plus ou moins prononcé qu'il a enlevé en passant sur les montagnes de l'Atlas ; par conséquent, il ne vient plus à cette ville dans toutes les conditione nuisibles qu'on lui connaît dans le désert. (Schnepp.)

Sous le nom de météores aqueux, les météoro-
logistes comprennent toutes les manifestations
atmosphériques dans lesquelles l'eau joue le rôle
principal. Cette eau qui provient de l'évaporation des mers, des lacs, des cours d'eau, de la
terre humide, peut exister dans l'air sous trois
formes : 1° à l'état de vapeur invisible : c'est l'humidité ou l'état hygrométrique de l'air ; 2° sous
forme de brume, brouillard, nuage ; 3° à l'état de
serein, rosée, pluie, neige, grésil et grêle.

Pour bien comprendre les effets que ces divers
météores aqueux exercent sur l'organisme, je crois
qu'il faut d'abord se faire une juste idée du rôle
qu'ils jouent dans l'atmosphère.

1° *Humidité de l'air.* — L'air est toujours
chargé d'une certaine quantité d'eau à l'état de
vapeur. Cette quantité varie singulièrement :
ainsi, l'air peut dissoudre d'autant plus de vapeur
d'eau que sa température est plus élevée ; aussi,

ce n'est pas par la quantité absolue de vapeur d'eau que l'air produit sur nos organes la sensation de l'humidité. De l'air très chaud peut retenir beaucoup de vapeur sans nous paraître humide, tandis que de l'air froid, contenant très peu de vapeur, donne des signes évidents de sa présence. Ainsi, en été, par un beau jour, l'air nous paraît plus sec qu'en hiver avec un ciel brumeux, et cependant il contient cinq à six fois plus de vapeur d'eau en été qu'en hiver. L'air nous paraît humide lorsqu'il est presque saturé, c'est-à-dire lorsqu'il contient presque toute la quantité de vapeur d'eau qu'il peut dissoudre ; ainsi, l'air à la température de zéro nous paraîtra humide s'il contient 5 gr. de vapeur d'eau par mètre cube ; à la température de 20°, il devra en contenir 18 gr. pour qu'il produise la même impression sur nos sens.

L'humidité météorologique est donc le rapport qui existe entre la quantité de vapeur d'eau contenue dans l'air et celle qu'il peut contenir à la même température. On désigne ordinairement cette quantité par 100, et l'humidité relative est indiquée par des nombres au-dessous de 100, mais qui oscillent ordinairement entre 60 et

90. Cette humidité relative, ou état hygrométrique de l'air, est mesurée à l'aide d'hygromètres tels que l'aspirateur de M. Reynault, ou le psychromètre d'August.

Lorsque l'air est humide, la vapeur d'eau passe à l'état liquide au contact des corps froids. C'est ce qu'on voit en été lorsqu'on remplit une carafe avec de l'eau fraîche : en peu d'instants, elle se couvre d'une sorte de buée, de gouttelettes qui ne sont autres que la vapeur d'eau contenue dans l'air qui est passée à l'état liquide au contact de la surface froide du verre. Le phénomène de la rosée est dû à la même cause ; par une nuit sereine, le gazon, la terre, les feuilles se refroidissent plus que l'atmosphère, et les vapeurs contenues dans l'atmosphère s'y déposent à l'état liquide.

Le serein est dû à une cause analogue. On désigne ainsi une précipitation d'eau, sous forme de pluie très fine, sans qu'il y ait de nuages au ciel. On l'observe, en général, pendant les grandes chaleurs, au moment et un peu après le coucher du soleil, surtout dans les vallées, les plaines basses, dans les ports de mer, dans le voisinage des lacs et des rivières. Il est dû au refroidissement des couches de l'atmosphère peu élevées qui contiennent alors plus d'eau qu'il n'en faut pour saturer l'espace après le coucher du soleil. Les petites gouttes d'eau ne peuvent s'évaporer en tombant à cause de leur court trajet et de la saturation des couches inférieures.

Le degré d'humidité de l'air indiqué par l'hygromètre est, après la température, la condition extérieure qui influe le plus sur les fonctions de l'économie. En effet, la quantité de vapeur actuellement contenue dans l'air est une des causes principales qui modifient la transpiration pulmonaire et cutanée. Mais, à l'action de l'humidité ou de la sécheresse de l'air, s'ajoute nécessairement celle de sa température : il faut donc les étudier ensemble.

L'air chaud et humide a perdu de sa pesanteur, de son élasticité ; il est raréfié et par le calorique et par l'interposition de la vapeur aqueuse ; aussi présente-t-il, sous un volume donné, le moins d'air respirable.

L'air chaud et humide exerce sur l'ensemble des fonctions une action débilitante. Il émousse l'appétit, il ralentit les élaborations digestives ; la respiration s'exécute péniblement ; le sang artériel semble moins vivifiant ou renouvelé dans une proportion insuffisante ; les contractions du cœur sont faibles, le pouls moins vif et moins fréquent : l'air, saturé d'humidité, s'oppose à l'évaporation de la sueur qui se réunit en gouttelettes et finit par inonder la surface du corps ; le cerveau subit une influence dépressive qui se manifeste, non seulement par l'état du moral et de l'intellect, mais encore par la lenteur et la pesanteur des mouvements : aussi, dit-on alors que l'air est lourd quoique, en réalité, il ait perdu en se raréfiant une partie de sa pesanteur spécifique.

L'air chaud et humide agit encore sur l'organisme par les principes délétères dont il est le conducteur par excellence. La chaleur, réunie à l'humidité, provoque dans les substances organiques privées de vie un mouvement de fermentation putride et, par suite, le dégagement d'effluves et de miasmes délétères. Une fois formés, ces principes trouvent dans la vapeur d'eau qui sature l'air un véhicule que les courants atmosphériques transportent au loin dans des directions variables, se lon les localités.

L'air froid et humide enlève plus de chaleur au corps que l'air froid et sec, parce que l'eau qu'il contient augmente sa conductibilité pour le calorique : de là l'incommode sensation de froid pénétrant que déterminent les brouillards par une température basse. Il semble que l'air humide s'applique plus exactement à la surface cutanée.

L'humidité froide réduit à son minimum la transpiration cutanée ; elle ne produit pas sur les organes les effets toniques d'un froid modéré ; elle relâche les tissus et déprime toutes les fonctions, excepté les sécrétions des membranes muqueuses des voies respiratoires et celles des reins, lesquelles sont augmentées. L'appétit diminue, les digestions sont lentes et pénibles, les selles abondantes et plus molles, la circulation moins active ; la respiration semble moins efficace pour la transmutation du sang veineux en sang artériel.

Quand l'air humide et froid agit passagèrement sur l'organisme, il y détermine un malaise caractérisé par une sensation de froid qui pénètre tout le corps et par l'irrégularité des actes fonctionnels ; s'il agit d'une manière habituelle, comme dans certaines localités, il finit par altérer l'hématose et la complexion des tissus ; il développe alors une condition organique qui prédispose aux affections catarrhales, scorbutiques, rhumatismales, aux hydropisies, etc. (M. Lévy.)

Malgré toute l'importance que je viens d'assigner à l'état hygrométrique de l'air, j'ai le regret de ne pouvoir enregistrer, pour ce qui concerne Alger, ni des observations nombreuses, ni des observations précises.

Le D<sup>r</sup> Mitchell conclut cependant : « que le climat d'Alger peut être considéré comme sec et fortifiant. Si l'on prend de l'exercice, quelqu'abondante que s'établisse la transpiration sous l'action de la chaleur atmosphérique, l'énergie et la rapidité d'évaporation sont telles que jamais il n'en résulte d'accablement. Aussi, le climat a toujours été considéré comme fortifiant, jamais comme énervant. Quelques-uns l'ont qualifié d'humide, se basant sur la quantité notable de pluie annuelle ; mais cette pluie provient de la condensation de couches aériennes élevées, non pas de celles voisines du sol et elle tombe en averses fortes et de peu de durée. »

« La rosée se produit rarement à Alger pendant l'hiver et le printemps : elle est beaucoup plus fréquente dans la saison chaude. Dans les vallées, on l'observe à toutes les périodes de l'année. De même, la formation des brouillards a lieu plus fréquemment dans la saison chaude que dans la saison froide. Ils ne sont jamais très denses, et ceux qui enveloppent Alger viennent de la Méditerranée. Très souvent, vers huit ou neuf heures du matin, la plaine de la Mitidja se couvre de vapeurs légères qui se dissipent bientôt. » (Mitchell.)

2° *Brouillards, Nuages.* — Lorsque l'air contient une plus grande quantité de vapeur d'eau que celle qui est nécessaire pour sa saturation, soit par suite d'un abaissement de température, soit par toute autre cause, alors sa transparence est troublée, la vapeur d'eau se précipite et il se forme du brouillard.

Si le brouillard est suspendu à une certaine hauteur dans l'atmosphère, qu'il reste immobile ou qu'il soit emporté par les vents en formant des amas irréguliers, il prend alors le nom de nuages.

Les brouillards sont des masses de vapeur d'eau qui, condensées dans l'atmosphère, en occupent les basses régions et en troublent la transparence. Ces brouillards se forment quand le sol humide est plus chaud que l'air ; les vapeurs qui montent alors se condensent et deviennent visibles. Toutefois, il faut que l'air atteigne son point de saturation, sinon la condensation n'a pas lieu. Les brouillards peuvent encore prendre naissance quand un courant d'air chaud et humide passe au dessus d'une rivière dont la température est inférieure à la sienne, car l'air étant alors refroidi par ce contact, aussitôt qu'il est saturé, il y a condensation de vapeurs.

Les nuages et les brouillards sont des amas de vapeurs, condensées en gouttelettes d'eau d'une petitesse extrême et flottant dans l'atmosphère, soutenus par les courants d'air chaud qui s'élèvent de la terre.

Les brouillards ou les nuages peuvent se former à la surface de la terre ou bien à une certaine hauteur dans l'atmosphère.

A la surface de la terre, ils prennent habituellement naissance lorsque cette surface est plus chaude que l'air et que celui-ci est saturé d'humidité; dans ce cas, la tension de la vapeur qui s'élève est celle qui convient à la température de cette surface; mais bientôt la vapeur, rencontrant un air humide et plus froid, ne peut plus subsister dans cette région et se condense. Un effet du même genre a lieu lorsque l'on met un verre plein d'eau chaude dans une atmosphère un peu humide : plus l'eau est chaude et l'air humide, plus on aperçoit de vapeurs au-dessus du vase.

Dans l'atmosphère, on admet généralement que les nuages ou les brouillards prennent naissance, soit par le mélange de deux masses d'air saturées d'humidité mais d'inégale température, soit par des condensations de vapeurs qui s'élèvent dans des régions trop froides pour s'y maintenir à cet état. (Becquerel.)

D'après les apparences qu'ils présentent, on divise les nuages en plusieurs espèces dont les principales sont :

1° Les *cirrus* sont de petits nuages blanchâtres, offrant l'aspect de filaments déliés, assez semblablee à de la laine cardée. Ce sont les nuages les plus élevés, et, vu la basse température des régions qu'ils occupent, on les regarde comme formés de particules glacées ou de flocons de neige. Leur apparition précède souvent un changement de temps et annonce, en général, l'approche du beau temps.

2° Les *cumulus* sont des nuages arrondis, présentant l'aspect de montagnes entassées les unes sur les autres. Ils sont plus fréquents en été qu'en hiver et, après s'être formés le matin, ils se dissipent généralement le soir. Si, au contraire, ils deviennent alors plus nombreux et surtout s'ils sont surmontés de cirrus, on doit s'attendre à de la pluie ou à un orage.

3° Les *stratus* sont des couches nuageuses, très longues et continues, qui se forment au coucher du soleil sous l'influence du refroidissement de la terre et de l'atmosphère ; ils disparaissent au lever du soleil. Ils sont fréquents en automne et rares en été. Leur hauteur est moindre que celle des cumulus et à plus forte raison des cirrus.

4° Les *nimbus*, ou nuages de pluie, sont des nuages qui n'affectent aucune forme caractérisque ; ils sont lourds, larges, d'un gris uniforme plus ou moins foncé, passant quelquefois au noir ; leurs bords sont frangés. Ils sont quelquefois très bas. [Ils annoncent la pluie ; ce sont eux qui, presque toujours, se résolvent en eau.

5° Les *cirro-cumulus* sont des nuages arrondis d'où partent quelquefois des traînées lumineuses semblables à une chevelure épaisse ; lorsqu'ils sont nombreux, on dit que le ciel est moutonné. Leur présence annonce alors un prochain changement de temps.

6° Les *cirro-stratus* sont formés de bandes ou filaments plus compactes, plus épais que ceux des cirrus, superposés en couches horizontales. Ils se dissipent promptement et annoncent le beau temps.

7° Les *cumulo-stratus* sont des cumulus amoncelés les uns sur les autres ; ils se montrent surtout à l'Ouest, à l'horizon, dans les beaux jours de l'été ; ils ont de grandes dimensions et prennent des formes fantastiques. S'ils se forment par un ciel couvert, ils annoncent le beau temps ; s'ils naissent dans un ciel serein, ils annoncent la pluie. (Brewer.)

La hauteur des nuages est très variable ; en moyenne, elle est de 1,200 à 1,400 mètres en hiver, et de 3,000 à 4,000 en été. Mais elle est souvent beaucoup plus grande : Gay-Lussac, dans son ascension aérostatique à une hauteur de 7,016 mètres au-dessus du niveau de la mer, observa au-dessus de lui des cirrus qui paraissaient être à une hauteur considérable. M. d'Abbadie a observé, en Éthiopie, des nuages orageux dont la hauteur n'était que de 218 mètres au-dessus du sol.

Les nuages jouent un rôle important dans la

nature. Ils tempèrent l'ardeur du soleil, s'opposent au refroidissement par le rayonnement nocturne du sol vers les espaces célestes ; ils sont les grands réservoirs de la pluie ; ils servent à découvrir la direction des vents supérieurs qui, plus tard, deviendront des vents inférieurs. Leur étude attentive permet de prévoir, avec une certitude presque absolue, le temps qu'il fera dans quelques heures et même le lendemain.

3° *Pluie.* — La pluie n'est que la liquéfaction des nuages, c'est-à-dire la précipitation ou l'abandon, par les nuages, de l'eau qu'ils tenaient en suspension ; c'est l'agglomération des gouttelettes infiniment petites, qui nageaient dans l'air et constituaient le nuage, en gouttes plus grosses et plus pesantes qui tombent par leur propre poids.

La cause générale de la pluie est le refroidissement de la masse nuageuse ayant pour effet d'augmenter considérablement le nombre des gouttelettes et de faire qu'elles soient assez voisines pour se réunir en gouttes plus grosses qui ne peuvent plus rester suspendues dans l'air.

Quant aux causes principales qui favorisent la formation de la pluie, ce sont : l'accumulation des vapeurs condensées ou des nuages ; l'agitation produite par des courants d'air de directions différentes ; l'arrivée d'un vent humide ou chaud ; un changement dans la température de l'air ; la condition électrique de l'atmosphère ; le rayonnement des nuages ; l'augmentation de la pression atmosphérique ; l'ascension des masses de vapeur humide ou des brouillards le long des flancs des montagnes ; la présence d'une chaîne de montagnes contre laquelle une grande masse de nuages vient se heurter et s'accumuler.

Les pluies exercent une très grande influence sur la salubrité d'un climat ; mais pour bien apprécier cette influence, il faut considérer, d'une part, la quantité d'eau qui tombe et, d'autre part, le temps qu'elle met à tomber. Ces deux termes sont dans un rapport inverse.

La quantité de pluie qui tombe est proportionnelle à la latitude et à l'altitude. Elle augmente des pôles à l'équateur, des pays froids vers les pays chauds ; en d'autres termes, plus il fait chaud dans un pays, plus il y pleut, plus il y tombe de pluie dans l'espace d'une année. En effet, la quantité d'eau qui tombe, dans le courant d'une année, à Saint-Domingue, est de 308 centimètres cubes ;

à Calcutta, de 206 ; à Alger, 90, 45 ; à Lyon, 89 ; à Paris, 53 ; à Saint-Pétersbourg, 45. Ce fait est dû à ce que la capacité de l'air pour l'eau, ou la vapeur d'eau, est en raison directe de la température ; à ce que plus l'air est chaud et plus il contient de vapeur d'eau. Il faut d'ailleurs bien remarquer que je parle de la quantité d'eau tombée et non pas de la quantité de temps qu'elle a mis à tomber.

L'altitude, c'est-à-dire la hauteur au-dessus de la mer, agit comme la latitude : il tombe plus d'eau sur les montagnes que dans les plaines, et cette différence s'explique par l'attraction qu'exercent les lieux élevés sur les nuages, par la température plus basse qui y règne et y favorise la formation de la pluie. Néanmoins, dans une même localité, la quantité de pluie diminue suivant l'élévation : ainsi, le pluviomètre placé dans la cour de l'Observatoire de Paris, recueille plus de pluie que celui qui est établi sur la terrasse ; ce fait a été aussi observé en Angleterre par MM. Heverden et Philips, et, en Amérique, par M. Boussaingault.

Quant au temps que la quantité annuelle de pluie met à tomber, il va en augmentant de l'é-

quateur aux pôles. En effet, le nombre annuel des
jours de pluie est plus grand dans le Nord que
dans les pays chauds ; moins il tombe d'eau dans
un pays, plus cette eau met de temps à tomber.
Aussi, ces pluies ménagées quoique moins abondantes, impriment à la constitution atmosphérique du Nord de l'Europe un cachet d'humidité
durable et pénétrante, tandis que les pluies tor-
rentielles des tropiques, accumulées sur un petit
nombre de jours, constituent une phase passagère
de l'année.

D'après M. Lévy, le degré de sécheresse ou
d'humidité d'un climat, d'une localité, dépend
en grande partie de la quantité d'eau qui y tombe
et du mode ou de la façon dont cette quantité
d'eau est répartie. Par l'époque de leur précipitation et par leur ordre de succession, les pluies
différencient les climats entre eux et servent, avec
la température, à caractériser la marche des saisons. Soit qu'elles grossissent les fleuves et les
collections d'eaux immobiles, soit qu'elles s'infil-
trent dans le sol et déterminent sur une étendue
plus ou moins vaste le régime des eaux courantes,
elles influent notablement sur la salubrité des
pays et leur communiquent ou leur ôtent ce que

l'on peut appeler la tolérance pour l'espèce humaine. Leur durée, leur intermittence, ou leur continuité impriment à l'atmosphère des qualités stables ou passagères qui modifient transitoirement le jeu physiologique des organes, ou transforment l'ensemble de l'économie. Indépendamment de ces effets généraux, elles ont une action particulière suivant les saisons et les climats ; les averses d'été répandent une fraîcheur agréable et procurent aux individus surexcités par les chaleurs une sensation de détente, aux individus énervés par les sueurs une diminution d'activité cutanée ; les pluies froides de l'automne portent rapidement l'atmosphère à son maximum d'hygrométrie et produisent tous les effets du froid humide. Les eaux pluviales rendent une activité funeste aux marais temporaires qui, tour à tour secs et mouillés, deviennent le siége d'une fermentation plus énergique ; sous l'influence des chaleurs d'été, leur flaque centrale se rétrécit, s'amincit par évaporation et laisse à sec une zône périphérique formé d'un riche terreau, de détritus végéto-animaux, et recouverte le plus souvent d'une végétation vivace et spéciale où pullulent les innombrables espèces d'une faune éphémère ;

ailleurs, les thalwegs, seuls indices du conrs des ruisseaux desséchés, les lits d'anciens torrents présentent des conditions plus au moins analogues ; d'immenses terrains recouverts d'une litière végétale, brûlés par les chaleurs caniculaires, aecumulent à leur surface les débris de plantes et d'animaux momifiés ; la sécheresse torride de l'été arrête leur décomposition. Viennent des jours de pluie alternés avec des jours de soleil, et tous ces foyers à l'état d'attente, toutes ces surfaces de dégagement miasmatique entrent en activité ; on voit alors dans des régions qui semblent exemptes de marais, l'apparition des fièvres coïncider avec les pluies chaudes. Celles du printemps n'ont pas la même efficacité, les foyers étant encore noyés par suite des pluies d'hiver, et les bandes de terrains ambiantes n'étant pas encore pourvues de détritus fermentescibles. C'est en automne que la putréfaction végéto-animale acquiert son maximum d'intensité ; c'est alors que la terre fermente sous l'action des eaux pluviales, et que l'insalubrité se révèle par la condensation nocturne des brouillards miasmatiques. (M. Lévy.)

Le mode d'après lequel les pluies sont dispensées, permet de les distinguer en pluies climatériques ou régulières, et en accidentelles ou irrégulières; les pluies climatériques, qui apparaissent si régulièrement dans les pays chauds, caractérisent, par leur apparition et leur durée, l'ordre des saisons suivant les latitudes; les pluies accidentelles, survenant hors de la saison pluvieuse, sont très rares sous les tropiques, mais sont très communes dans les zones tempérées ; c'est pourquoi celles-ci comptent annuellement un nombre plus considérable de jours de pluie que les régions intertropicales, bien qu'elles reçoivent une moindre quantité moyenne d'eau par an.

Le climat d'Alger se rapproche beaucoup de celui des régions intertropicales : par la périodicité des vents et de la pluie, le peu de variations du thermomètre, le peu d'oscillations de la colonne barométrique, la brièveté du crépuscule et son ciel toujours pur pendant une longue période de mois. Ainsi, à Alger, la pluie tombe principalement en averses de courte durée, mais répétées et abondantes : on y est rarement exposé à ces pluies fines, peu abondantes, mais durant des journées entières, comme il est si commun d'en subir dans le Nord de l'Europe. Aussi, dans les tableaux des pages 142 et 164, les jours indiqués comme pluvieux sont bien ceux où il est tombé de la pluie ; mais très souvent cette pluie n'a été qu'une averse de quelques instants et tout le reste de la journée a été très beau : cette remarque, applicable aux quatre mois d'hiver, est faite surtout pour les huit autres mois.

Il résulte des observations recueillies pendant 17 ans à Algèr, et publiées par M. Mitchell, que la quantité moyenne de pluie annuelle est de 90$^c$ 45, répartie de la manière suivante :

# PLUVIOMÉTRIE ANNUELLE

## A ALGER.

| MOIS | MOYENNE | | | QUANTITÉ DE PLUIE | |
| --- | --- | --- | --- | --- | --- |
| | des Nuits de pluie | des Jours de pluie | trimestrielle | mensuelle | trimestrielle |
| Octobre......... | 3.12 | 8.7 | | 9.02 | |
| Novembre...... | 5.12 | 13.0 | 34.3 | 13.42 | 27.59 |
| Décembre...... | 8.62 | 12.6 | | 15.15 | |
| Janvier ........ | 8.12 | 13.0 | | 15.02 | |
| Février........ | 7.50 | 16.7 | 41.0 | 13.17 | 36.26 |
| Mars .......... | 4.75 | 11.3 | | 8.07 | |
| Avril .......... | 4.87 | 5.3 | | 7.00 | |
| Mai .......... | 3.00 | 5.7 | 14.7 | 4.40 | 12.82 |
| Juin........... | 0.50 | 3.7 | | 1.42 | |
| Juillet......... | 0.00 | 1.3 | | 0.12 | |
| Août ......... | 0.25 | 0.0 | 5.6 | 0.62 | 3.74 |
| Septembre ..... | 2.25 | 4.3 | | 3.00 | |

Il résulte de l'examen de ce tableau : 1° que l'année algérienne peut être divisée en deux saisons, l'une pluvieuse et l'autre sèche, chacune de six mois ; 2° que d'Octobre à Mars, il tombe, à Alger, 73ᶜ 85 de pluie, tandis que d'Avril à Septembre, il n'en tombe que 16ᶜ 56 ; 3° que d'Octobre à Mars, il y a 75,3 jours de pluie, tandis que d'Avril à Septembre, il n'y en a que 20,3 ; 4° qu'on trouve un rapport presque constant entre le nombre de jours pluvieux et le nombre de centimètres de pluie tombée ; 5° que le rapport entre le nombre des jours et celui des nuits de pluie est comme 117 est à 100.

« Quoi qu'il en soit, dit M. Mitchell, l'Algérie offre un exemple d'un mode de pluie opposé à celui des contrées septentrionales. J'en parle d'après ma propre expérience et le témoignage de tous les gens de ma connaissance qui ont fixé leur attention sur ce sujet. La pluie tombe, sur le littoral africain, en averses de courte durée, mais répétées et abondantes : il semble, d'après des considérations qui trouveront leur place plus tard, que l'eau météorique provienne de la condensation de la vapeur dans une couche de nuages élevés, probablement par la rencontre de courants à températures diverses, saturés à peu près d'humidité. S'ils sont saturés, la condensation et la précipitation doivent survenir, puisque la tension de la vapeur sera toujours supérieure à la tension représentée par la température moyenne résultant de ce conflit. Quand même il n'en serait pas ainsi, dès la première rencontre de deux courants semblables, il se produit une condensation momentanée, et des nuages se forment avant que l'équilibre s'établisse. Ce niveau se détruit lui-même bientôt, si les nuages ne se réduisent pas en pluie. Dans les circonstances météorologiques dont il s'agit, de semblables conditions doivent souvent se rencontrer ; nous le démontrerons plus tard, quand nous étudierons les phénomènes du vent.

« Le D$^r$ Casimir Broussais nous peint le commencement de l'année, à Alger, avec un ciel pur et serein, une température douce ; les nuages viennent de temps en temps cacher le soleil pour quelques minutes, rarement pour quelques heures, plus rarement encore pour quelques jours ; la pluie ne s'y montre que par moments, quelquefois seulement elle est abondante et durable. D'autres auteurs parlent dans les mêmes termes.

« J'ai vu la pluie tomber en grosses gouttes, de fortes averses fondre à l'improviste sur Alger, obscurcir l'atmosphère, balayer la voie publique comme de véritables écluses de chasse, disperser en un clin-d'œil les promeneurs et les passants les plus affairés, rendre en un mot la circulation tout à fait impraticable. J'ai vu fréquemment de ces sortes de trombes d'eau métamorphoser, pour peu qu'elles se prolongeassent un peu, les ruisseaux en torrents infranchissables ; puis, quelques heures écoulées, ceux-ci rentraient dans leur étroitesse primitive.

« L'ondée vient à peine de cesser, que déjà le Malade peut quitter sa chambre et faire de l'exercice en plein air. Rues et routes se sèchent instantanément ; plus de nuages dans le ciel, où le soleil brille victorieux. Cela tient surtout : à ce que la ville et ses faubourgs sont bâtis en pente, à la nature du sol, à la cause éphémère de la pluie, à la sécheresse des couches inférieures de l'air. Je crois vraiment qu'un Malade, venu à Alger l'hiver, pour y vivifier ses forces sous la climature tempérée de cette station méridionale et y puiser, surtout dans la vie *en plein air*, tout ce que les rayons salutaires du soleil africain promettent d'amélioration à une santé plus ou moins délabrée, ne pourrait y être retenu à la chambre, par la pluie, une demi-douzaine de jours de suite, durant une période de six à sept mois. Car, bien qu'à proprement parler, les jours de pluie soient en moyenne au nombre de 95 par an, encore est-il vrai qu'en considérant le *jour* par opposition à la *nuit* (ce qu'on doit faire quand il s'agit du bien-être des malades), ce nombre se réduit à 56, et que la très grande majorité de ces jours ne donne qu'une heure ou deux de pluie. »

# VII

## CONCLUSIONS.

J'aurais pu écrire encore une suite nombreuse de chapitres sur les aliments, le régime lacté, les boissons, les bains, les vêtements, les différents genres d'exercices, enfin sur les promenades et les distractions que peut offrir la ville d'Alger. Mais plusieurs raisons m'en ont empêché.

Les *Guides* de Bérard et de Piesse donnent sur les Curiosités et les Promenades d'Alger et de ses environs des renseignements très nombreux et très exacts; je ne puis donc mieux faire que d'y renvoyer le lecteur.

M. Desprez, un écrivain plein de cœur et d'esprit, a décrit avec beaucoup de charme les plaisirs et les distractions de la vie algérienne ; je ne saurais trop recommander la lecture de ses intéres-santes brochures.

Quant aux conseils relatifs à l'hygiène, ils ne sauraient être applicables sans discernement à tous les Malades. Le Médecin est le seul juge compétent en pareille matière ; lui seul peut discerner et décider quels aliments, quels vêtements, quels exercices conviennent à tel ou tel Malade. D'ailleurs, c'est un sujet que je dois traiter très au long dans un ouvrage que je dois publier prochainement sur le Traitement des Maladies chroniques de poitrine.

Je crois que des considérations dans lesquelles je suis entré au sujet du climat d'Alger pendant l'hiver, on peut déduire les conclusions suivantes :

1° L'hiver est inconnu à Alger ; pendant qu'en Europe la terre est partout dépouillée, la campagne est ici aussi belle, aussi parée de verdure et de fleurs qu'au mois de Mai en France.

2° Alger jouit de tous les avantages d'un port de mer ; pression atmosphérique plus grande ; air maritime ventilé et renouvelé incessamment par les brises, pur de toute émanation délétère, imprégné d'éléments salins ; facilité de petites promenades en mer.

3° Dans les environs, on trouve une variété très grande d'Eaux minérales analogues à celles de Barèges, Bagnères, Vichy, Plombières, Spa.

4° Les Eaux servant à l'alimentation d'Alger, sont fraîches, limpides, digestives et abondantes.

5° L'air y est pur, riche de lumière, ayant un je ne sais quoi d'actif et de vivifiant qui donne du ton et de l'énergie à tout l'organisme.

6° Le climat d'Alger, pendant l'hiver, comparé à celui des principales stations hivernales, leur est de beaucoup supérieur par l'égalité et l'uniformité de sa température ; les nombreux tableaux comparatifs que j'ai publiés en sont une preuve irréfragable.

7° La pression atmosphérique, forte et uniforme, exempte des grandes oscillations, de changements brusques et prononcés, s'y trouve très salutaire aux affections de poitrine.

8° Alger se trouve soustrait au souffle glacial des vents du Nord qui enlèvent aux stations hivernales du Midi de la France et à celles de l'Italie, une partie des avantages de leur orientation. Quant au sirocco, redoutable dans le désert, il n'arrive à Alger qu'après avoir perdu la plus grande partie de sa sécheresse brûlante par son passage sur les montagnes de l'Atlas.

9e Le climat peut être considéré comme sec et fortifiant, et non pas énervant ; la quantité d'humidité dont l'air est chargé y existe dans des proportions assez faibles pour lui laisser toute son action tonique et vivifiante.

10° Le mode de dispensation des pluies, à Alger, est presque celui des pays chauds : un ciel généralement très pur, un temps magnifique ; puis, une période de quelques jours pendant lesquels se succèdent des averses abondantes séparées par des intervalles de calme et souvent de beau temps.

Le climat d'Alger est donc très favorable aux maladies de poitrine ; il est réfractaire à la génération aussi bien qu'à l'évolution des tubercules pulmonaires ; il exerce sur la marche et sur le développement de cette maladie une influence telle que les progrès du mal sont assez lents pour permettre à la nature d'organiser ses moyens de défense et, par suite, de guérison. Aussi, les Malades qui arrivent à Alger au début de leur affection, guérissent presque toujours ; à une période plus avancée, la marche de la maladie est notablement ralentie ; je dois cependant avouer que dans la dernière période, le climat cesse d'être favorable, surtout au moment des grandes chaleurs.

Je m'étais imposé la tâche de faire connaître le climat d'Alger pendant l'hiver et d'en faire apprécier son heureuse influence sur les maladies de poitrine; c'était pour moi m'acquitter d'une dette de reconnaissance pour l'accueil bienveillant que j'ai trouvé dans cette ville, que de travailler à propager et à vulgariser la valeur thérapeutique de son climat ; c'est parce que je suis intimement convaincu de sa supériorité sur les autres stations hivernales que j'ai publié ce travail, heureux si je puis faire passer ma conviction dans l'esprit de mes Confrères d'Europe et des Malades.

*Credidi, propter quod locutus sum vobis.*

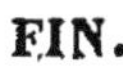

**FIN.**

# TABLE

Alger. — Imp. Ed. Balme & Cᵉ.

www.ingramcontent.com/pod-product-compliance
Ingram Content Group UK Ltd.
Pitfield, Milton Keynes, MK11 3LW, UK
UKHW021524090726
13657UKWH00001B/395